# Salud y calidad de vida

Dr. Marc Miravitlles
Dr. Ferran Morell
Dra. Carme Valls-Llobet

# Respirar a pleno pulmón

Cómo prevenir los problemas
respiratorios

CÍRCULO DE LECTORES

## MEJORAR LA SALUD: UN RETO POSIBLE

Las últimas estadísticas indican un aumento indiscutible de la esperanza de vida en todo el mundo. Cada uno de nosotros tiene grandes posibilidades de vivir largos años pero ¿con qué calidad de vida? ¿Podremos evitar que el estrés, la fatiga, el dolor de espalda o de una articulación, las infecciones, la úlcera... o las agresiones del medio externo minen nuestro bienestar? No se debe confiar sólo en la alta investigación científica o en las medidas higiénicas y sanitarias institucionales, también se precisa una toma de consciencia individual: nuestra calidad de vida depende muchas veces de una correcta nutrición, o de un ejercicio bien realizado, o de saber detectar a tiempo los primeros síntomas de las dolencias.

Nace así la colección Salud y Calidad de Vida, de mano de un equipo multidisciplinario de profesionales altamente cualificados que ha hecho un ingente trabajo de concreción para explicar, de forma clara y concisa, los recursos para evitar las molestias y enfermedades, o para tratarlas precozmente, teniendo siempre en cuenta los resultados de las más recientes investigaciones científicas y las directrices de la UNICEF, el Fondo de Poblaciones de las Naciones Unidas y la OMS.

Quiero agradecer desde estas líneas a Círculo de Lectores su esfuerzo para hacer realidad el proyecto de divulgar información básica sobre salud que constituye el apoyo necesario para que cada persona pueda sentirse protagonista del cuidado de su propio cuerpo.

DRA. CARME VALLS-LLOBET
Directora de la colección

# ÍNDICE

## La respiración


Anatomía del aparato respiratorio ................ 8
El control de la respiración........................ 13
Mejorar la capacidad respiratoria .................. 16


## Medio ambiente y tóxicos pulmonares


El tabaco ........................................ 24
El síndrome del edificio enfermo .................. 30


## Algunos problemas respiratorios


Dolor torácico ................................... 44
Disnea ........................................... 45
Fiebre ........................................... 47
Tos .............................................. 47
Expectoración..................................... 49
Hemoptisis ....................................... 50
Ronquidos y apneas del sueño ..................... 50
Signos de alarma: cuándo consultar al médico ....... 55


## Infecciones respiratorias frecuentes


Catarro común..................................... 58
Faringitis ....................................... 60
Gripe ............................................ 64
Pulmonía o neumonía............................... 66


## Enfermedades respiratorias


Pleuritis ........................................ 70
Neumotórax ....................................... 72
Asma ............................................. 73
Enfermedades obstructivas crónicas................ 83
Tuberculosis ..................................... 86

Cáncer de pulmón .............................. 89
Embolia pulmonar.............................. 91
El trasplante pulmonar .......................... 93

# La respiración

La respiración es una función vital para todos los seres vivos, animales y plantas. Nuestro organismo puede adquirir el oxígeno necesario para el correcto funcionamiento de las células y eliminar el dióxido de carbono.
El conjunto de estructuras que hacen posible esta función vital se conoce como el aparato respiratorio y su órgano principal es el pulmón

## ANATOMÍA DEL APARATO RESPIRATORIO

El aparato respiratorio está formado por un conjunto de estructuras que tienen como finalidad intercambiar elementos gaseosos entre la sangre y el medio exterior. Se puede dividir en varias partes:

**Las vías aéreas empiezan en la nariz y llegan hasta los sacos alveolares**

**Las vías aéreas o bronquios** se encargan de transportar los gases tanto del exterior al interior del pulmón como en sentido inverso.
Las vías aéreas son un conjunto de estructuras tubulares que comienzan en la nariz y siguen por el interior de las fosas nasales hasta la faringe, descienden después hacia la laringe para continuar por la tráquea. El final del conducto traqueal se bifurca formando los dos bronquios principales. Cada uno de ellos se interna en uno de los pulmones, y después de múltiples subdivisiones finalizan en los últimos bronquiolos, que desembocan en los sacos alveolares.

**El tejido pulmonar** propiamente dicho, formado por un entramado de fibras que constituyen el tejido de soste-

## El sistema respiratorio

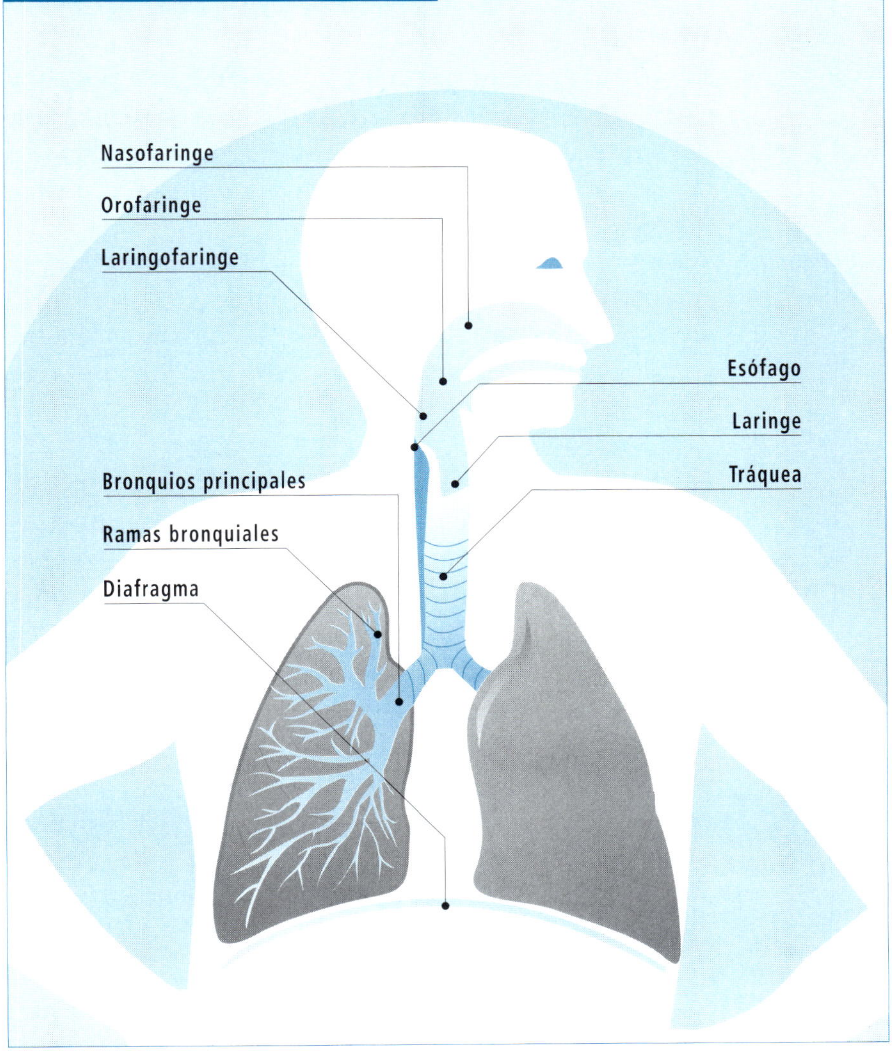

nimiento en el que están inmersas las vías aéreas, además de las arterias y las venas.

**La pleura** es una membrana compuesta de dos capas que, como las de una cebolla, envuelven los pulmones. Gracias a la pleura, el pulmón puede seguir los movimientos de la caja torácica y sus cambios de volumen; para ello existe entre la pleura interior y la exterior:

La pleura envuelve los pulmones

- una presión negativa o de succión que las mantiene permanentemente unidas;
- una pequeña cantidad de líquido que garantiza la lubricación y el deslizamiento de una sobre otra durante la respiración.

**El diafragma** es el principal músculo respiratorio; tiene forma de cúpula o de tela de paraguas y está situado en la zona de división entre el tórax y el abdomen. De hecho, el mismo diafragma constituye la división entre ambas partes del cuerpo humano.

Al contraerse, su cúpula desciende, el volumen del tórax se agranda y se genera una presión negativa en su interior, la cual se transmite al interior de los bronquios y alveolos, provocando la aspiración del aire desde el exterior. Una vez acabada la inspiración, el diafragma se relaja y vuelve a su posición original. Simultáneamente las fibras elásticas que existen en el interior del pulmón hacen que éste recupere su volumen expulsando el aire hacia el exterior.

Por lo tanto, la **inspiración**, o entrada de aire, es una acción que consume energía, mientras que la **espiración**, o expulsión del aire, en situaciones normales, es pasiva y

## El diafragma

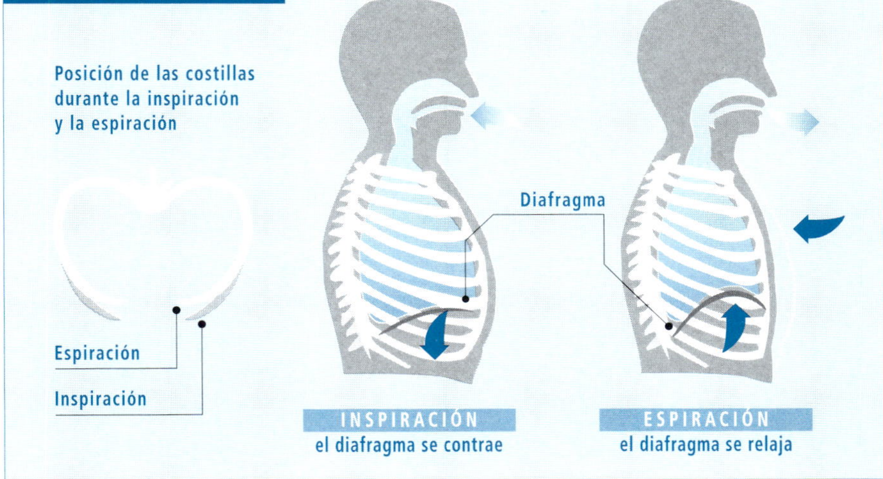


depende de las fuerzas elásticas que han quedado en tensión en la inspiración y que, al volver a su posición original, expulsan el aire hacia fuera.
La contracción de los músculos pectorales y la de los intercostales contribuyen en un 20% al aumento de volumen del tórax durante la inspiración, mientras que el diafragma lo hace en un 80%.

**Funciones de los bronquios** Toda esta estructura no puede considerarse como una simple tubería sin vida que transporta gases, sino que participa de diversas funciones fundamentales para que la respiración se efectúe de manera correcta. Los bronquios están formados por una capa de células en su superficie interior que ejercen varias funciones:

• **Las células ciliadas**, llamadas así porque cada una posee un importante número de pelos, denominados cilios, los cuales baten constantemente a modo de cepillo para expulsar hacia el exterior partículas que entran a diario en los pulmones. De no existir estos cilios, las partículas se irían acumulando durante la vida del individuo de forma ininterrumpida. Así las mismas vías colaboran en su propia limpieza.

• **Las células calciformes** son las que producen moco. El moco atrapa y retiene las partículas que entran con el aire para que éstas puedan ser posteriormente expulsadas por las células ciliadas.

• **Otro tipo de células** en las vías aéreas producen anticuerpos, que, como se explica en «Protegerse de las infecciones», son un tipo de moléculas fundamentales en la defensa contra las bacterias y virus que podrían infectar nuestro aparato respiratorio.

• **El control de su propio diámetro** es otra función de las vías aéreas aparte de la limpieza y la desinfección. Las vías superiores (tráquea, bronquios principales y bronquios secundarios) poseen a modo de anillos una capa de cartílago sólido y al mismo tiempo algo flexible que permite un cierto cambio de diámetro bronquial durante los movimientos de inspiración y espiración. Sin embargo, debido a la solidez de este cartílago, es imposible que las vías aéreas se cierren completamente o se colapsen, al contrario de lo que puede ocurrir en las venas o arterias al no disponer de esta capa semirrígida.

Las vías aéreas no pueden cerrarse completamente

En cualquier caso, entre las capas de cartílago existe una capa de tejido muscular que puede contraerse y provocar una disminución de la luz de los bronquios. En casos extremos, esta contracción de las fibras musculares puede llegar a ser perjudicial porque obstaculiza el paso del aire, como ocurre por ejemplo con los pacientes que sufren asma.

## EL CONTROL DE LA RESPIRACIÓN

Las órdenes para llevar a cabo una correcta respiración se generan en el sistema nervioso central. El control de la respiración está a caballo entre lo que llamamos control voluntario e involuntario.

**El control voluntario** depende de la corteza cerebral, la capa más externa del cerebro, que es la parte consciente y la que nos permite actuar de forma voluntaria sobre la respiración. De esta manera es posible mediante nuestra voluntad acelerar, moderar, o incluso detener durante unos segundos la respiración, misión imposible con otras funciones que dependen de órdenes cerebrales inconscientes, como el latido del corazón o los movimientos digestivos. Este control voluntario tiene sin embargo un límite: es imposible detener la respiración durante un tiempo indefinido sin que se dispare el control involuntario.

**Es imposible detener indefinida y voluntariamente la respiración**

**El control involuntario** es más potente y superior que el voluntario; se halla localizado en estructuras nerviosas situadas en zonas internas del cerebro, sobre las que no podemos actuar voluntariamente. Desde todas estas zonas parten fibras nerviosas que recorren la médula espinal, que es como un cordón que transita por el interior de la columna vertebral y que está protegido por los anillos vertebrales. De la médula parten las neuronas (células nerviosas) cuyas prolongaciones llegan hasta los músculos respiratorios.

**El consumo de oxígeno** Para mantener la actividad normal de nuestras células consumimos oxígeno ($O_2$) y liberamos dióxido de carbono ($CO_2$). El oxígeno, necesario para la vida, procede del aire atmosférico, se inspira mediante la boca o la nariz y llega a través de las vías respiratorias hasta los alveolos pulmonares. En estas pequeñísimas esferas se produce el paso del oxígeno a los capilares sanguíneos. Una vez disuelto en la sangre, el oxígeno es conducido a través de las venas hacia el corazón, donde será distribuido a todo el organismo por medio de las arterias. El $CO_2$ producido por el metabolismo de las células sigue

**Intercambio de gases**

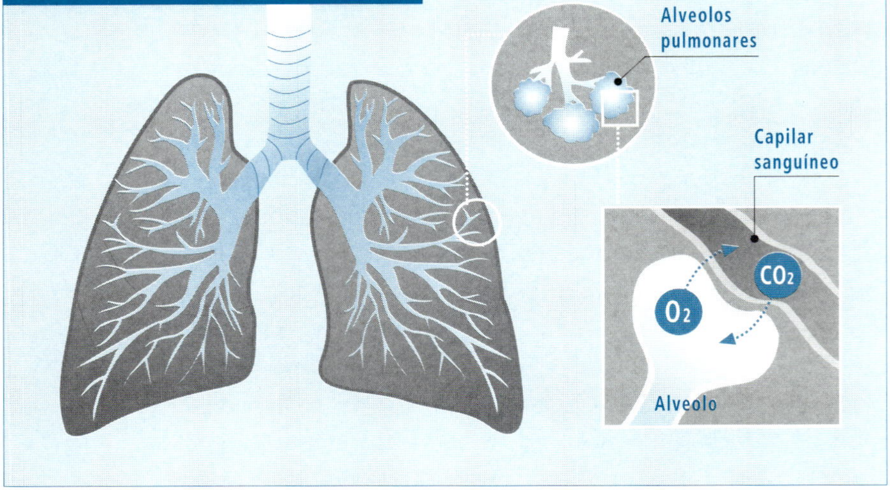

el camino inverso. Circula por las venas hasta el corazón y luego por las arterias pulmonares hasta los pulmones, desde donde es expulsado.

**Estímulos de la respiración** El control de la respiración ejercido por los centros del cerebro que antes comentábamos depende de los estímulos que les llegan a través de receptores situados en el tórax. Estos receptores son sensibles a cambios en el nivel de oxígeno o de $CO_2$ de la sangre:

- Cuando la actividad del organismo aumenta, como con el ejercicio físico, se consume más cantidad de oxígeno y se libera más $CO_2$, lo que provoca una disminución de $O_2$ en la sangre y un aumento de $CO_2$. Los receptores captan estos cambios y transmiten el mensaje a los centros respiratorios, que responden aumentando la frecuencia de la respiración.
- En reposo, cuando las necesidades de oxígeno son menores, estos receptores envían las señales pertinentes al centro respiratorio y entonces la respiración se vuelve más lenta.

Esta autorregulación y por lo tanto la existencia de un centro respiratorio involuntario es imprescindible porque la respiración no puede detenerse aunque no estemos conscientes, como ocurre durante el sueño.

**El bostezo responde a una disminución de oxígeno en la sangre**

**El bostezo** En situaciones de falta de estímulo externo, situaciones aburridas o con poco oxígeno, como sucede en el interior de salas de espectáculo con el ambiente muy cargado o en la situación de falta de tensión muscular que precede al sueño, se produce una disminución del oxígeno en la sangre y un aumento del dióxido de carbono. Esta disminución produce la necesidad automática de bostezar para conseguir aumentar los niveles de oxígeno con una inspiración forzada.

**Frecuencia** En reposo el ser humano respira unas 16 veces por minuto, lo que equivale a unos 8 litros de aire inspirado. En situaciones de ejercicio intenso puede llegar a movilizar hasta 160 litros por minuto. Este aire inspirado llegará hasta los alveolos, donde se lleva a cabo el intercambio de gases. Los alveolos poseen una superficie total de contacto con el aire de unos 100 $m^2$, equivalente más o menos a una pista de tenis, lo cual da una idea de lo excelentemente empaquetadas que están estas pequeñas esferas en el interior del pulmón.

## MEJORAR LA CAPACIDAD RESPIRATORIA

Habitualmente las personas respiramos de forma automática y muy superficialmente. De hecho sólo movilizamos la pequeña parte superior del pulmón para respirar, sin dejar que el aire llegue a la base pulmonar por lo que el intercambio de gases y la oxigenación de la sangre son mínimos. Esta «timidez» en la respiración es algo que debe corregirse ya que condiciona una falta de oxigenación crónica de la sangre.

Los niños pequeños respiran correctamente

**Aprender a respirar** La función de respirar se aprende de forma automática en el momento de nacer (a veces la expansión de los pulmones del recién nacido se debe provocar con unos pequeños golpes que estimulen el llanto), y los bebés la realizan correctamente. Sin embargo, la respiración tiende a hacerse superficial a medida que avanza la edad y la postura de los huesos del tórax y de la columna se hace más rígida. Por ello, para recuperar la función respiratoria de todo el pulmón, tenemos que aprender de nuevo cómo respirar.

**La expansión pulmonar** Para conseguir una buena expansión pulmonar es necesario que la musculatura del tórax se haya desarrollado correctamente durante la infancia y la adolescencia.

También es importante la postura corporal. Una espalda constantemente encorvada, un tórax rotado o doblado o estirado de lado en un sofá no facilitan la entrada de aire en los pulmones, ya que la musculatura que envuelve el tórax y el músculo del diafragma son imprescindibles para realizar la función de tiraje que expande los alveolos pulmonares.

**Una buena postura corporal ayuda a respirar correctamente**

**Oxigenación en la parte alta y baja del pulmón** En primer lugar hay que recuperar la respiración en la parte más baja del pulmón que acostumbra a tener un pobre intercambio de oxígeno cuando la respiración es superficial.

Deberíamos repetir varias veces al día la práctica de respirar conscientemente. Nos servirá también, al lograr una buena oxigenación y relajación, para recuperarnos después de períodos de intenso esfuerzo físico o mental.

**El ritmo respiratorio** Durante los paseos por el campo o por los jardines de la ciudad es importante realizar ejercicios de respiración profunda de vez en cuando. Cuando se está andando o corriendo la respiración profunda no podrá contar con toda la musculatura abdominal y deberá ser más superficial. Se debe acompasar el ritmo de la marcha al de la respiración, y para conseguir un buen equilibrio de ambos nunca deberemos realizar una respiración por cada paso que se dé o por cada brazada que se realiza durante la natación. Cada persona debe estudiar cual es el ritmo respiratorio más adecuado a su manera de ser. Lo recomendable es realizar tres o cuatro pasos entre cada respiración profunda, y luego volver a respirar.

**La hiperventilación** Si durante los paseos o al correr se respira superficialmente y de forma muy rápida, existe el peligro de oxigenar demasiado la sangre y de que se produzcan cambios en algunos iones, entre ellos los del calcio. En este caso, se nota una sensación de hormigueo en las puntas de los dedos de las manos y los pies, y alrededor de los labios.

**La hiperventilación se soluciona respirando dentro de una bolsa de plástico**

Si la hiperventilación persiste es incluso posible que se produzca un espasmo de los dedos de la mano y los músculos pueden agarrotarse progresivamente aunque no se llega a perder el conocimiento.

Para corregir este estado es necesario reducir la oxigenación de la sangre y su grado de acidez; la manera de conseguirlo es sencilla: si se encuentra usted alguna vez en esta situación, mantenga la calma y respire lo más lentamente que pueda y varias veces seguidas con la boca y la

nariz dentro de una bolsa de plástico. Con ello aspirará el anhídrido carbónico que usted mismo ha espirado. En pocos minutos cederá el agarrotamiento de las manos y la sensación de hormigueo en las extremidades.
A este fenómeno se le denomina **tetania** y aunque puede tener otros orígenes metabólicos, la causa más frecuente es la hiperventilación por mala adecuación respiratoria durante la práctica deportiva o gimnástica, tal como acabamos de señalar, aunque puede darse también por estados de ansiedad.

**Liberar la tensión** Una respiración profunda y pausada ayuda mucho a relajarse y alivia los estados de tensión pero las personas muy tensas o muy nerviosas no consiguen respirar profundamente de manera involuntaria, lo cual sólo empeora su estado. Para ellas es muy beneficioso «aprender a respirar», es decir, aprender la técnica de la respiración. Se puede conseguir gracias a unos ejercicios de gimnasia respiratoria, o bien a la práctica del yoga.
Si usted no se siente capaz de realizar los ejercicios por su cuenta, acuda a centros de gimnasia o centros cívicos para conseguir «aprender a respirar a pleno pulmón» durante la vida adulta.

**La tensión se alivia con una respiración profunda**

**Oxigenación de los senos nasales y paranasales** La respiración se inicia a partir del momento que el aire entra por la boca o la nariz. Si por cualquier razón disminuye la capacidad de paso del aire por las vías aéreas superiores, disminuirá así mismo la capacidad de oxigenación de todo el cuerpo; pero también se perjudica la oxi-

## Control de la respiración

La postura más relajante es acostado, pero puede realizar este ejercicio de pie, si lo desea

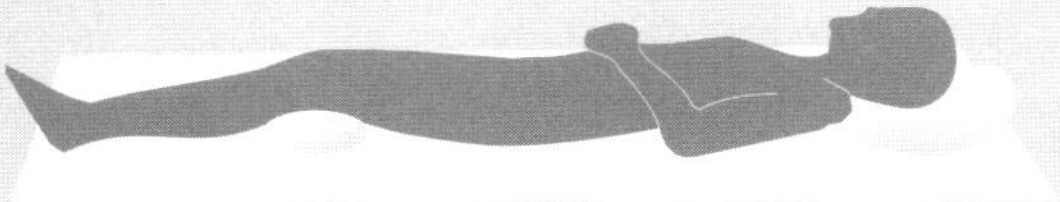

(1) Aspire por la nariz durante 4 segundos de la manera siguiente:

2 segundos contrayendo el diafragma (compruébelo con su mano sobre el estómago).

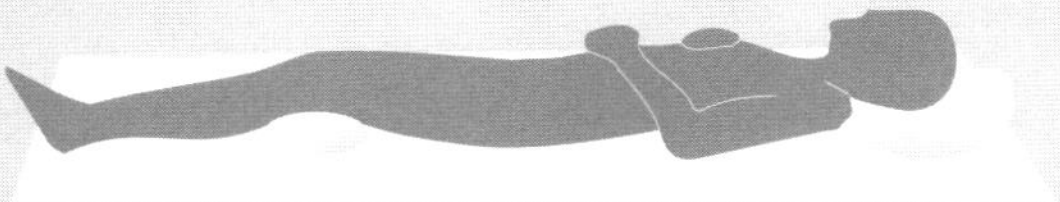

2 segundos ensanchando la caja torácica (compruébelo con su mano sobre el pecho).

(2) Aguante la respiración durante 4 segundos.

(3) Espire durante 4 segundos hasta expulsar todo el aire y recomience.

A medida que vaya aprendiendo y practicando el ejercicio, podrá aumentar el tiempo hasta 8 segundos.

### EJERCICIOS PARA TRANQUILIZARSE

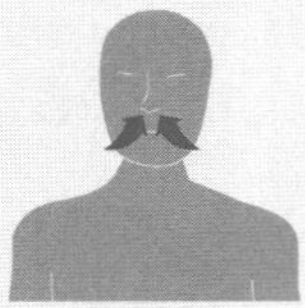

(1) Aspire por la nariz contando lentamente hasta 4, a medida que mejore su capacidad pulmonar cuente hasta 6 u 8. Contenga la respiración durante otros 4, 6 u 8 segundos.

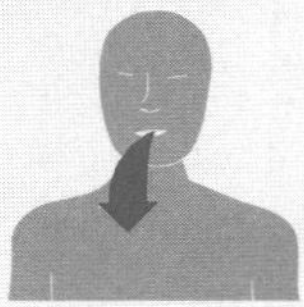

(2) Sin mover el cuerpo comienze a espirar y cuente hasta 4, 6 u 8 segundos. Expulse todo el aire y recomience el ejercicio.

## POSTURA CORRECTA PARA RESPIRAR

Poner un libro bajo la cabeza y el cuello y una almohada bajo las rodillas, para liberar las tensiones que se acumulan en la parte inferior de la espalda, el cuello, los hombros y órganos internos

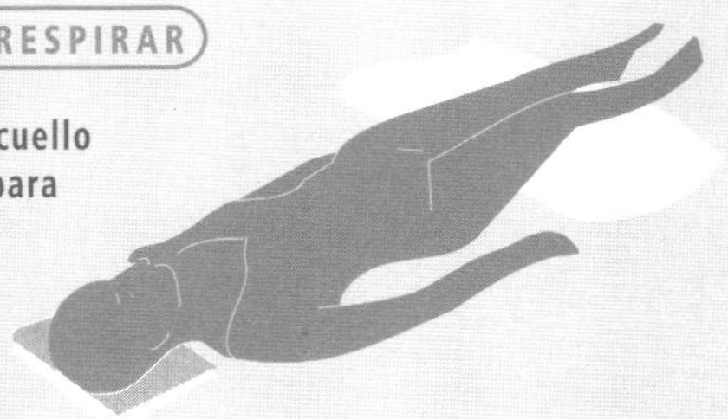

## VENTILAR SENOS Y FOSAS NASALES

(1) Inspirar y espirar por un lado de la nariz, manteniendo el otro lado tapado con un dedo y con la boca cerrada. Repetir el ejercicio con el otro lado

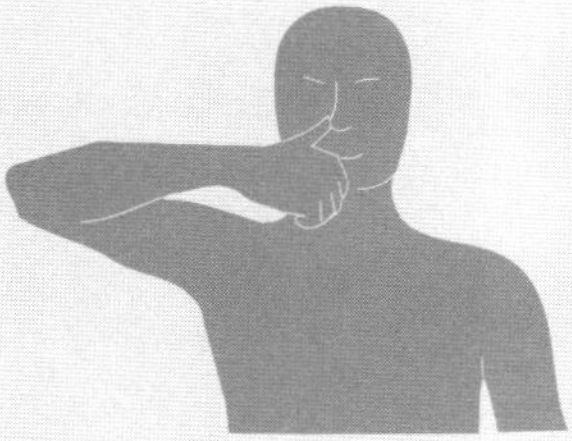

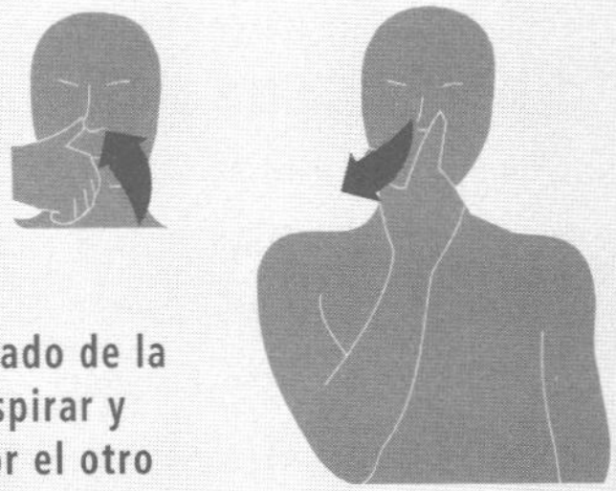

(2) Tapar un lado de la nariz e inspirar y espirar por el otro lado, manteniendo la boca cerrada.
Cuando el aire se está expulsando, cerrar bruscamente el otro lado de la nariz, y acabar de sacar el aire por el lado que se tenía previamente tapado

## HIPERVENTILACIÓN

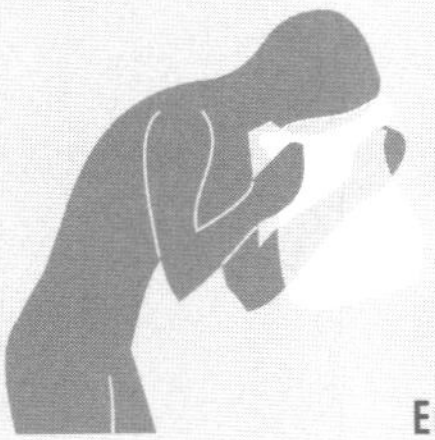

En caso de hiperventilación, respire con la boca y la nariz dentro de una bolsa de plástico.

genación de los senos paranasales, a resultas de lo cual proliferarán en ellos más gérmenes.

- **Oxigenación de los senos paranasales.** Los niños con problemas de hipertrofia de los adenoides y los adultos con alergia latente que padecen un engrosamiento de la mucosa de la nariz, tienen dificultades para tomar aire por la nariz y lo hacen a través de la boca, sobre todo durante el sueño.

Este hecho favorece la poca oxigenación de la mucosa nasal y de los senos paranasales, que son unas cavidades situadas a cada lado de la nariz y en la zona frontal bordeando la cavidad orbital. Estos senos tienen también una mucosa que puede estar engrosada por los mismos fenómenos alérgicos o infecciosos que afectan a la nasal.

La falta de oxigenación favorece la infección de los senos, que se denomina sinusitis y produce malestar, fiebre, dolores de cabeza y mucosidades que varían de transparentes a mucopurulentas.

Para prevenir o tratar la sinusitis es muy importante mantener esta zona aireada. A ello ayudará el realizar cada día los ejercicios de la página 21 frente a una ventana abierta o espacio ventilado.

### Preguntas al Doctor

**Mi hijo respira siempre por la boca. ¿Puede causarle algún problema?**

Respirar siempre por la boca puede indicar una hipertrofia o hiperplasia del tejido adenoide, que es un tejido linfático localizado detrás de la nariz y en la parte

posterior de la garganta. Respirar por la boca es consecuencia de la dificultad de respirar por la nariz y, si su hijo lo hace siempre, debe consultarlo con el pediatra o especialista en otorrinolaringología.
A veces la extirpación quirúrgica de las adenoides puede resolver el problema.

**¿Qué puedo hacer si mi hija pequeña deja de respirar cuando se enfada o llora con rabia?**
Cuando se ha llorado o gritado intensamente puede presentarse a veces un espasmo respiratorio con dificultad para inhalar o expeler aire. Este espasmo se recupera casi siempre por sí solo cuando disminuye la oxigenación cerebral y del centro respiratorio, pero cuando se retarda más de 10 o 15 segundos el contacto con agua fría en las manos, sienes o cabeza puede hacerlo recuperar más rápidamente.

**¿Por qué se dice que cuando hay humo hay que taparse la cara con una toalla húmeda?**
La toalla húmeda puede retardar el paso del humo y además enfría el aire caliente mientras se consigue salir o llega la ayuda. Dado que el aire caliente sube hasta la parte altas de las habitaciones es mejor tirarse al suelo mientras se intenta salir de la habitación. Si se encuentra a personas que hayan inhalado humo o gas y están inconscientes, se deberá hacerles la respiración artificial y administrarles oxígeno mientras se las traslada al hospital con urgencia.

# Medio ambiente y tóxicos pulmonares

Para que la respiración sea una función saludable, se precisa que el aire inspirado tenga una adecuada cantidad de oxígeno y que no esté contaminado por substancias tóxicas o agentes polucionantes ambientales (humos, o gases que proceden de coches, calefacciones, etc.).
Pero aún más dañina que la polución atmosférica puede ser la inhalación de substancias como el tabaco o algunas drogas que al crear dependencia, intoxican el pulmón de forma continuada.

## EL TABACO

Es imprescindible, al escribir un libro sobre la salud respiratoria, referirse a la causa principal de muchas de las enfermedades que la amenazan: el tabaco.
Su incidencia en la salud es enorme. Se calcula que en España mueren anualmente unas 44.000 personas a causa de su dependencia del tabaco.

**El tabaquismo es un hábito que causa la aparición de graves enfermedades**

**Malignidad del tabaco** Se ha comprobado que una persona fumadora corre un riesgo seis veces superior al de una no fumadora de morir de bronquitis crónica y de enfisema, y un riesgo de contraer cáncer de pulmón doce veces superior. De hecho, el cáncer de pulmón era una enfermedad rara a principios de siglo cuando el hábito de fumar era excepcional. En las mujeres el cáncer pulmonar era prácticamente inexistente; sin embargo en los países en que las mujeres adquirieron el hábito hace

## Efectos del tabaco

### CEREBRO

- A largo plazo, produce lesiones cerebrales e incluso demencia

### PULMONES

- Provoca bronquitis por irritación e inflamación de los bronquios
- Cierra los bronquios, impidiendo la salida del aire, por lo que causa dificultad respiratoria
- La destrucción de los cilios permite la acumulación de moco en los pulmones
- Produce la inmensa mayoría de los cánceres de pulmón

### BOCA

- Produce cáncer de boca y laringe
- Halitosis (mal aliento)

### CORAZÓN

- El tabaco daña las arterias del corazón, produciendo angina de pecho e infarto

### ESTÓMAGO

- Aumenta la aparición de úlceras gástricas y duodenales

### PIERNAS

- Lesiona las arterias de las piernas y es el responsable de la mayoría de las amputaciones no traumáticas

### GENERAL

Los fumadores sufren molestias en la vida diaria que gravan poderosamante su calidad de vida: tos, expectoración, dolor de cabeza, pinchazos en el tórax, dolor de estómago, temblores, coloración amarillenta de la piel, apariencia alargada de los dientes por retracción gingival, menor capacidad para el ejercicio físico o el esfuerzo, mala circulación en las piernas que impide andar distancias largas, palpitaciones.

ya 30 años, este cáncer es hoy en día más frecuente que el cáncer de mama.

**Fumadores pasivos** Aspirar el humo de los cigarrillos que fuman otros implica un grave riesgo para la salud. Un 20% de los cánceres de pulmón que sufren los no fumadores se debe al tabaquismo pasivo. Un fumador pasivo ve cómo empeoran su asma, sus alergias y cardiopatías. Los hijos de fumadores sufren más a menudo bronquitis y neumonías, sobre todo durante el primer año de vida.

**Un hábito arraigado** A pesar de todos estos datos, en nuestro país el hábito de fumar está muy extendido. No hay duda de que en los últimos 10 años la proporción de fumadores ha descendido, pero este descenso es inferior al que se ha registrado en otros países de la Unión Europea. En España hemos pasado de un 50% de personas fumadoras en 1972 a un 36% en 1989.

**Cuanto antes se empieza a fumar más difícil es dejarlo**

**El tabaco y los menores** Las estadísticas muestran que, en cuanto a la edad, un 70% de los fumadores inicia el hábito antes de los 17 años. Parece asombroso que a los 11 años ya han fumado alguna vez el 15% de los escolares españoles y un 40% a los 13 años.

Estas cifras son desmoralizadoras en el sentido que es tanto más difícil dejar de fumar cuanto antes se haya empezado. Pero los chicos y las chicas:

• sucumben ante la fascinación de poder imitar a los adultos, buscan parecer mayores;

• en ocasiones, fuman por la presión de los amigos, por «ser como los demás»;
• otras veces ocultan su timidez;
• a menudo, las campañas publicitarias tienen una gran resonancia entre la población joven: la mayoría de escolares españoles son capaces de recordar hasta seis o siete marcas diferentes de tabaco. No hay duda de que el soporte y mecenazgo que las firmas comerciales de tabaco ejercen en el mundo del deporte profesional y en los espectáculos influye en gran manera sobre esta conducta.

**Dependencia** El hábito de fumar se basa en dos tipos de dependencia igualmente importantes, una física y otra psíquica.

• **La dependencia física** está producida fundamentalmente por la nicotina, alcaloide tóxico derivado de la planta del tabaco. Puede ser absorbida por el pulmón hasta en un 90% y pasa a la circulación pulmonar de forma muy rápida distribuyéndose después por todo el organismo. La nicotina llega a los centros del cerebro donde puede provocar una intensificación de la actitud de vigilancia y una mejoría en la capacidad del rendimiento así como una sensación placentera de sedación y alivio de la ansiedad. Por este motivo el fumar se asocia en muchos casos a un cierto estado de relajación, a un alivio de la tensión y a un bienestar que provocan una dependencia también de tipo psíquico.

La nicotina provoca una adicción y una sensación placentera

• **La dependencia psicológica** también se relaciona con pautas de comportamiento del individuo y con factores de tipo social. Es frecuente observar fumadores que, aún

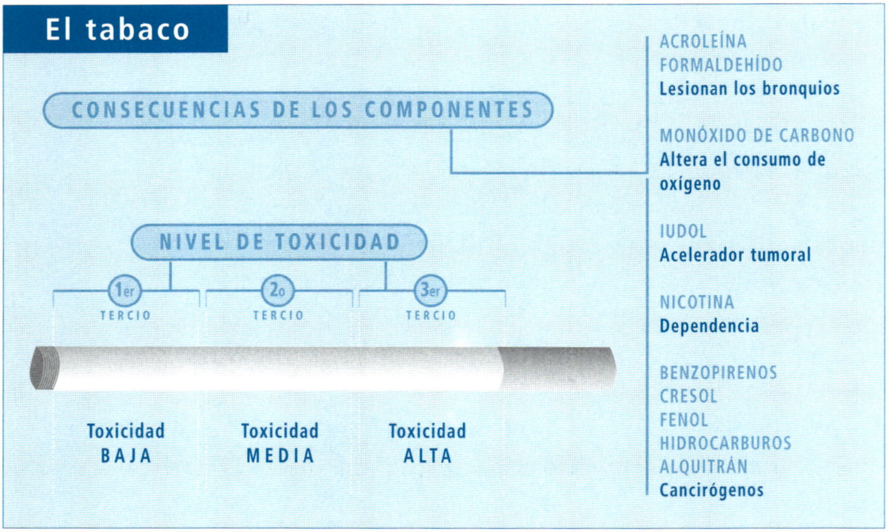
El tabaco
CONSECUENCIAS DE LOS COMPONENTES
NIVEL DE TOXICIDAD
1er TERCIO
2o TERCIO
3er TERCIO
Toxicidad BAJA
Toxicidad MEDIA
Toxicidad ALTA
ACROLEÍNA
FORMALDEHÍDO
Lesionan los bronquios
MONÓXIDO DE CARBONO
Altera el consumo de oxígeno
IUDOL
Acelerador tumoral
NICOTINA
Dependencia
BENZOPIRENOS
CRESOL
FENOL
HIDROCARBUROS
ALQUITRÁN
Cancirógenos

consumiendo pocos cigarrillos e incluso sin inhalar el humo presentan una gran dependencia del tabaco.

Este fenómeno es debido a que el fumador tiene ya establecidas unas pautas de conducta que llevan a unas actitudes automáticas; el tabaco forma una parte importante de su vida y de sus relaciones sociales: necesita encender un cigarrillo al acabar de comer, al encontrarse con los amigos, ante una situación de tensión, etc. Se ha teorizado incluso sobre la necesidad de tener algo en la mano para sentirse más seguro, o de la asociación inconsciente del cigarrillo con el chupete o la lactancia, derivando de ella una sensación de seguridad.

**Tratamiento antitabaco** Todas las razones expuestas son suficientes para insistir una vez más en la conveniencia de dejar de fumar. Lea y procure seguir los siguientes consejos:

| Consejos para dejar de fumar: |
|---|
| 1. No dude ni un instante del inmenso perjuicio que el tabaco le ocasiona, ni de que los fumadores viven mucho peor y se mueren mucho antes, ¡NO LO DUDE!<br>2. Dése cuenta de que fumar en sí mismo es un acto banal, nimio.<br>3. Determine una fecha, algún día a primeros de mes por ejemplo y mientras tanto hágase el firme propósito de no fumar ni siquiera medio cigarrillo a partir de ese día.<br>4. El día escogido haga respiraciones profundas, beba agua en abundancia, saboree caramelos, haga ejercicio y procure distraerse.<br>5. Coméntele a su médico la posibilidad de ponerse un parche de nicotina. |

Si no se ve capaz de dejar de fumar solo, solicite la ayuda de su médico o psicólogo. Ellos pueden iniciar un tratamiento que suele tener tres partes fundamentales:

- Consejo y orientación del médico.
- Pautas de comportamiento que se deben corregir.
- Tratamiento de la dependencia física a la nicotina.

Las dos primeras partes deben ser orientadas y dirigidas por un médico y para la tercera existen medicamentos sustitutivos de la nicotina, chicles o parches cutáneos que producen a lo largo de 16 horas una liberación sostenida de nicotina.

**Si no puede dejar de fumar solo, busque la ayuda de un médico**

La combinación de estos factores y de estos métodos para cada persona concreta puede, junto a un definitivo convencimiento sobre el peligro que conlleva el fumar, lograr el abandono del hábito en un gran número de fumadores.

**Nunca es tarde** para dejar de fumar, a pesar de que el fumador tenga ya una edad avanzada o incluso pueda tener ya una enfermedad grave. El dejar de fumar siempre mejorará su nivel de salud y le reportará beneficios evidentes. Muchos de los riesgos se ven sustancialmente reducidos de 1 a 5 años después de dejar el tabaco.

Procure no fumar delante de los niños

Si a pesar de todo quiere usted seguir fumando, intente:

- no fumar delante de los niños
- no fumar en espacios cerrados
- fumar menos (por ejemplo, no fumar hasta el mediodía, o no fumar en el trabajo)
- fumar más despacio, dando menos pipadas a cada cigarrillo
- fumar cigarrillos light y con filtro
- no tragar el humo ni retenerlo
- preferir los cigarros o la pipa a los cigarrillos, y el tabaco rubio al negro

## EL SÍNDROME DEL EDIFICIO ENFERMO

Se ha descubierto que los trabajadores de algunos edificios de oficinas presentan con cierta frecuencia una serie de molestias inespecíficas como son: malestar general, dolor de cabeza, sensación de adormecimiento, picor en los ojos, rinitis y estornudos, carraspeo y sequedad laríngea, mareos, etc.

El conjunto de todos estos síntomas se denomina **síndrome del edificio enfermo**, y constituye un proceso clínico que ha adquirido una gran importancia en algunos países. Esta relevancia es consecuencia, por un lado, del elevado número de molestias que supone el síndrome en algunas personas, así como por las consecuencias que ello acarrea: bajo rendimiento laboral, absentismo e incluso reclamaciones judiciales efectuadas por los trabajadores a los propietarios de los edificios.

**Causas del síndrome** Se ha investigado mucho sobre las posibles causas de estas molestias. Podrían achacarse:

- al sistema de aire acondicionado
- a los sistemas de humidificación
- a una insuficiente renovación del aire
- a un exceso de materiales contaminantes en el entorno.

La realidad es que en el interior de los edificios existen gran cantidad de substancias que pueden causar estas molestias. Podemos citar entre otras, los productos de combustión del tabaco (CO-$CO_2$), los compuestos procedentes de ambientadores, aerosoles, insecticidas, pinturas, fotocopiadoras, impresoras láser, papel de copia sin carbón, etc., productos todos ellos capaces de liberar compuestos volátiles orgánicos que en ciertas personas producirían los síntomas mencionados.

Agentes contaminantes de algunos edificios causan molestias a mucha gente

También es posible que las molestias sean debidas a:

- concentraciones elevadas de agentes infecciosos en el entorno, como bacterias u hongos,
- a la existencia de substancias capaces de producir reacciones alérgicas: los llamados **alergenos** que pueden proceder de las plantas de interior, tintes, pinturas y especialmente de los ácaros. Estos últimos son unos diminutos organismos, visibles con lupa, que se encuentran en el polvo.

A través de sus deyecciones son capaces de desencadenar síntomas de rinitis y asma en las personas alérgicas.
Aunque la afectación física casi nunca es mortal, la cronicidad de los problemas conlleva una mayor ineficacia en el trabajo y consecuentemente una mayor incidencia de accidentes entre las personas que trabajan en los edificios enfermos.

Estas molestias no son mortales pero afectan la capacidad de trabajo y el riesgo de accidentes

**Edificios con tendencia a enfermar** El síndrome no está asociado a ningún estilo de arquitectura ni a un clima o país determinado. Los edificios más afectados son los que están equipados con materiales sintéticos o con grandes avances tecnológicos en los sistemas de comunicación, aireación y refrigeración.
Los problemas pueden provenir tanto de la temperatura, humedad o sequedad como del entorno químico y eléctrico. También influyen las posibles contaminaciones por bacterias, virus u hongos, los factores psicosociales derivados de la organización interna del trabajo o de los ritmos y estrés laboral, o el diseño ergonómico de los instrumentos, sillas y mesas de trabajo.
Cuando se habla de la «enfermedad» de un edificio, como muchas veces ocurre con las personas, no se debe tan sólo a una única causa, sino a una combinación de ellas.
Factores que degradan el medio ambiente laboral. Han sido analizados por la Agencia de Protección Medioambiental de Estados Unidos y se distribuyen en siete grandes grupos:
• El humo del tabaco cuyas consecuencias se han descrito anteriormente.

- La contaminación biológica producida por virus, hongos y bacterias.
- Compuestos volátiles contenidos en los materiales de construcción y en los elementos de decoración.
- Substancias químicas como los formaldehídos.
- Los pesticidas que pueden potenciar su acción por efecto de las lejías o detergentes.
- El amianto que se utilizó como aislante de ruido y temperatura y que ha sido ya rechazado como elemento en la construcción porque puede inducir determinados tipos de cáncer.
- Los aerosoles que al volatilizar sustancias tóxicas en pequeñas partículas, hacen que sea más fácil su entrada en el árbol respiratorio.

**Los productos tóxicos** se encuentran a nuestro alrededor. Es necesario conocerlos para exigir que se cumplan las normas de no-utilización:

- pentaclorofenol (PCP): protector contra los mohos o los parásitos para maderas y productos derivados.
- formaldehído: en los conglomerados que imitan la madera.
- dioxinas (productos contaminantes y tóxicos que pueden producir cáncer): en la piedra artificial.
- metales pesados: también en la piedra artificial.
- bifenilos policlorados (PCB), sustancias comunes en muchos productos que se utilizan para sellar y rellenar huecos, y que, al evaporarse, puede causar daño en el hígado y los riñones. Se utilizan a menudo para sellar las grietas de los módulos de hormigón con que se construyen muchos edificios.

**Intente recordar cuáles son los productos tóxicos y exija su erradicación**

- disolventes, biocidas, suavizantes y sustancias ignífugas: en muchos tipos de parquet y moqueta.
- disolventes y productos tóxicos en pinturas, lacas y colas que no cumplen los controles de calidad establecidos por la normativa de consumo.
- el amianto. Hace ya años se descubrió una asociación de este material con enfermedades respiratorias graves y algún tipo de tumores malignos. Desde el año 1986 se ha prohibido utilizarlo en la construcción y se ha procedido a retirarlo de los edificios en que había sido usado.

Se usa en la industria auxiliar del automóvil como material para frenos, aislantes; en la industria de fibrocemento, en la construcción de barcos y en general siempre que se precise un material resistente al calor y al fuego. En el domicilio se puede encontrar en la tabla de planchar o en el lugar donde se coloca la plancha, en la sartén-tostadora de pan, en los guantes para el horno, en los frenos de la bicicleta estática, en las cortinas para impedir la entrada de luz, etc. En estos últimos ejemplos el asbesto suele ser de color gris plomo, pero en realidad es un tejido denso de color beige. La exposición e inhalación de fibras de asbesto puede originar, en ocasiones después de muchos años, tumores de la pleura que suelen tener un mal pronóstico.

**Antes de hacer reformas en su casa, asesórese convenientemente sobre productos tóxicos**

Es recomendable que antes de realizar obras en su oficina o domicilio se asesore correctamente y observe las precauciones que deberán estar indicadas en el envoltorio de los productos comercializados.

**El aire acondicionado** En la ultima década se han identificado gran número de problemas respiratorios

## La casa contaminada

AIREAR DIARIAMENTE

Aire acondicionado y calefacción, humidificadores: hacen proliferar los hongos y bacterias.

Polvo: contiene bacterias, esporas, ácaros...
Humo de tabaco.

Vapores de lejía, amoníaco u otros productos de limpieza: evite mezclarlos.

Aerosoles de limpiadores, lacas, desodorantes: liberan substancias tóxicas o irritantes.

Pesticidas, collares antipulgas, repelentes de insectos...

Monóxido de carbono procedente de la combustión de gas, petróleo o carbón.

Monóxido de carbono en garajes o parkings.

Colas, disolventes, pinturas utilizadas en bricolage.

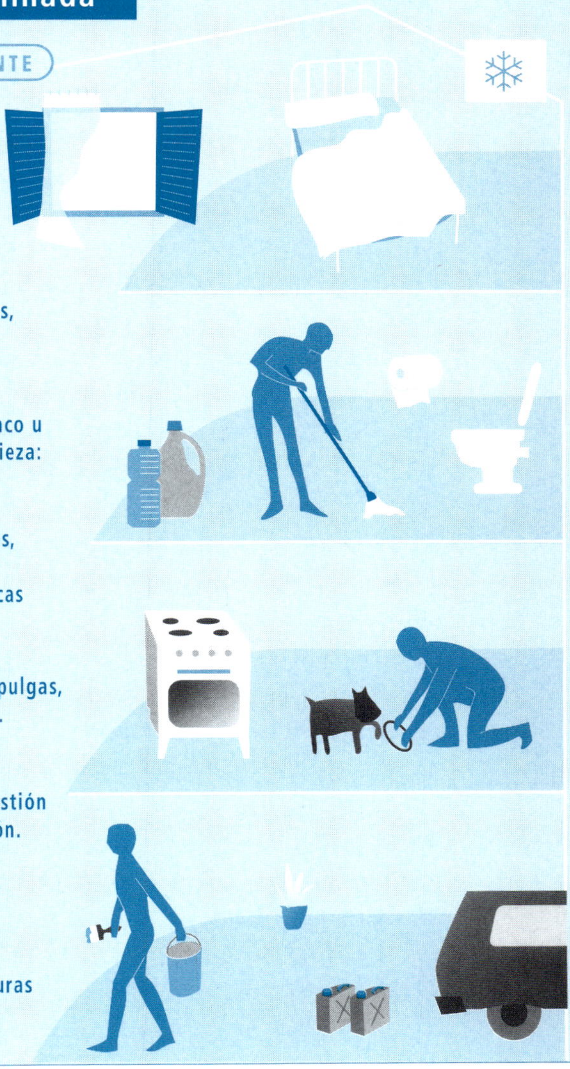

derivados de la utilización de sistemas de aire acondicionado en oficinas y domicilios particulares.

Estos sistemas de acondicionamiento tienen dos funciones fundamentales: regular la temperatura y mantener un nivel adecuado de humedad en el ambiente.

Con frecuencia, los conductos de aireación de los edificios mantenidos a una temperatura alta y constante, constituyen un medio de cultivo ideal para los microorganismos.

Por otro lado, el sistema para humidificar el ambiente contiene una reserva de agua. Cuando ésta se contamina, al poner en marcha el aire los gérmenes patógenos se dispersan en las habitaciones favoreciendo la infección de sus ocupantes. Entre estos gérmenes se han descubierto más de treinta tipos distintos de hongos, actinomicetos, protozoos y bacterias.

Para evitarlo hay que limpiar el agua con mucha frecuencia y se deben mantener sin obstrucciones las conducciones de aire. Los filtros de salida de aire también tendrían que cambiarse a menudo, cosa que no suele hacerse.

**Procure que la diferencia de temperatura entre el interior y el exterior de la casa sea pequeña.**

**El shock térmico** Aparte de la presencia de gérmenes patógenos, la regulación de la temperatura ambiente en los interiores hace que el cuerpo, sometido a temperaturas demasiado altas o demasiado bajas en relación con la temperatura en el exterior, sea más vulnerable a las infecciones. Al salir a la calle, después de la jornada laboral en una oficina con aire acondicionado la persona sufre un shock térmico. Las mucosas se vuelven vulnerables y permiten la penetración de gérmenes provocando resfriados, amigdalitis, o infecciones respiratorias.

Se ha calculado que entre un 5 y un 10% de las neumonías son debidas a la mala regulación del aire acondicionado. La temperatura de un interior debe ser lo más cercana posible a la exterior pero permitir al mismo tiempo una adecuada atmósfera de trabajo.

**La enfermedad del legionario** En 1976, un gravísimo brote de neumonía surgido en un hotel de Estados Unidos, entre los miembros de una reunión de veteranos del Vietnam, permitió detectar la presencia en los conductos de refrigeración del hotel de la bacteria «Legionella pneumophila», responsable de alteraciones respiratorias parecidas a una gripe, pero con complicaciones renales, hepáticas, neurológicas, asma bronquial, alveolitis alérgica y neumonía.

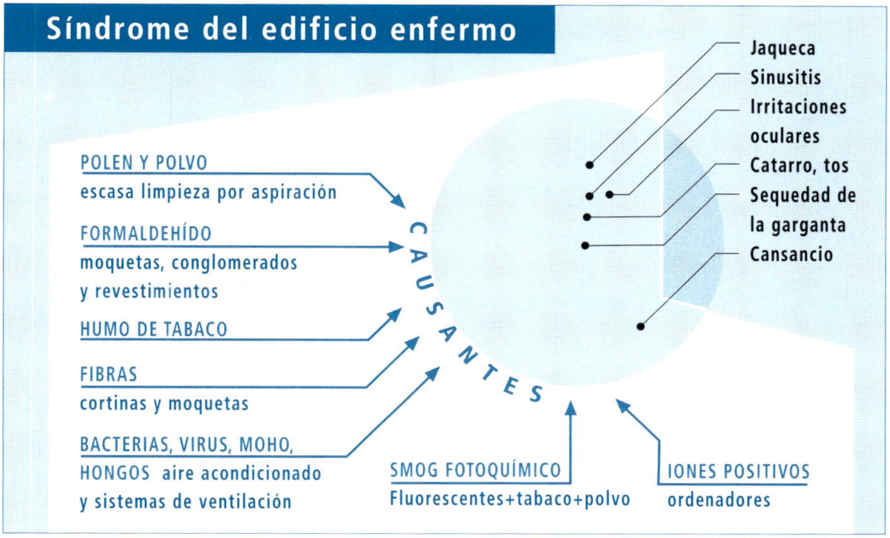

Esta primera identificación permitió detectar que el proceso de humidificación permite el crecimiento de gérmenes patógenos que pueden producir fiebre, tos, cansancio y desarrollar la denominada alveolitis alérgica.
Lo más frecuente es que las manifestaciones alérgicas no sean tan alarmantes y se presenten como síntomas menos específicos, por ejemplo sequedad de mucosas, intolerancia a las lentillas de contacto, conjuntivitis, pesadez de párpado, sensación de ahogo y falta de aire, infección de nariz y garganta e incluso, en algunos casos, caída de cabello.

**El equipamiento de una oficina** Muchos de los elementos que nos rodean cada día en nuestro lugar de trabajo pueden resultar contaminantes.

- **En las oficinas** informatizadas existe gran cantidad de cables, mandos y sistemas de transmisión de energía que alteran los campos electromagnéticos a su alrededor y favorecen la ionización positiva del aire. Esta alteración produce un incremento de los dolores de cabeza, irritabilidad, nerviosismo e incluso agresividad. Aumentan las crisis de ansiedad y los trastornos psicológicos.

La alteración de los campos electromagnéticos puede provocar ansiedad

- **La iluminación** también es una fuente de problemas. Los fluorescentes difunden rayos ultravioleta que reaccionan químicamente con el polvo en suspensión originando un tipo de niebla fotoquímica que alerta a las mucosas respiratorias.
- **Las fotocopiadoras** emiten ozono que puede producir mareos, vértigos y dolores de cabeza y las fotocopiadoras láser desprenden sustancias químicas volátiles que pueden irritar las mucosas nasales y respiratorias.

| TEST : ¿su entorno laboral altera su salud? |
| --- |
| Si desde hace tiempo sufre malestar general, dolor de cabeza, mareos, caída de pelo, nerviosismo, erupciones o irritaciones en la piel, dolores en la parte posterior del cuello, catarros, cansancio o falta de ánimo, pregúntese lo siguiente acerca de su lugar de trabajo:<br>• ¿Alguno de mis compañeros sufre también estas molestias?<br>• ¿Hay aire acondicionado en el edificio?<br>• ¿Se han renovado las instalaciones recientemente (pintura, muebles, cambio en los suelos)?<br>• ¿Se han colocado nuevos ordenadores, fotocopiadoras o monitores de ordenador en mi entorno próximo?<br>• ¿Trabajo habitualmente con pegamentos, correctores o rotuladores?<br>• ¿Es molesto y penetrante el olor de los productos de limpieza?<br>• ¿Se han utilizado estos materiales para la decoración interior?:<br>– Maderas tratadas con algún tipo de protector.<br>– Mobiliario o estanterías de conglomerado.<br>– Selladores en techos falsos, paredes o suelos.<br>– Pegamentos para moquetas.<br>– Espumas aislantes para rellenar huecos.<br>– Planchas de espuma dura para falsos techos.<br>– Cueros sintéticos.<br>– Pinturas antimoho.<br>– Planchas de vinilo.<br>– Revestimiento de PVC para suelos.<br>• ¿Tengo más sed en el trabajo que en casa?<br>• ¿Trabajo la mayor parte del tiempo con luz artificial?<br>• ¿Trabajo cerca de una fuente de ruido como impresoras, fotocopiadoras o ventiladores?<br>• ¿Las plantas de la oficina resisten menos que las de casa?<br>• ¿Encuentro insectos muertos en la repisa de la ventana los lunes por la mañana? |

Si usted tiene los síntomas descritos en el test y contesta afirmativamente a más de siete preguntas, consulte a su médico de cabecera o al médico de la empresa ya que es probable que sufra el síndrome del edificio enfermo.

- Las impresoras láser, el papel de copia sin carbón o los productos de la limpieza pueden emitir sustancias químicas volátiles orgánicas que irritan la piel, y pueden producir alergia nasal y respiratoria en personas predispuestas.
- Los isocianatos que se encuentran en la goma-espuma o en las pinturas plásticas o el formaldehído que se utiliza en el conglomerado con el que se fabrica gran parte del mobiliario de oficina, emiten también partículas que contaminan el aire y provocan irritación de ojos, mucosas nasales y problemas respiratorios.

**La industria americana** ha valorado que el absentismo laboral producido por el síndrome del edificio enfermo asciende a unos 170 millones de días perdidos por año, con un coste aproximado de unos 60.000 millones de dólares al año.

**El síndrome del edificio enfermo causa muchos días de absentismo laboral**

**Prevención del síndrome** Existen muchos factores que pueden condicionar la aparición de síntomas en las personas que habitan edificios con tendencia a enfermar y no se ha logrado responsabilizar a uno por encima de los demás.

Lo ideal sería acondicionar los centros de trabajo correctamente desde el principio. Los responsables deberían asesorarse sobre el tipo de material a utilizar y la forma de aislarlo o de construir los sistemas de ventilación, iluminación y limpieza para evitar los efectos indeseados ya descritos.

- Existe material de construcción, decoración y mobiliario no contaminante, aunque su precio es algo superior al de los materiales que contaminan.

• En los centros de trabajo ya conformados, es importante hacer **revisar periódicamente** y por técnicos especializados, el sistema de aire acondicionado y el de ventilación.
• Existen detectores que contienen sustancias especiales a las que se adhieren las partículas y que se pueden extraer junto con el filtro de aire. Asímismo, para observar el interior de los conductos se utiliza un sistema de endoscopios por fibra óptica, similar a los que se utilizan para explorar el interior del cuerpo humano.
• Si se detectaran problemas de contaminación será preciso aplicar un sistema de limpieza de las tuberías mediante **aspirado**, pero nunca por vaporización, pues extenderían el foco de contaminación al resto de las dependencias de la empresa.
• En la práctica podemos afirmar que cuando un edificio está «contaminado» en el 60% de los casos la causa se debe a problemas relacionados con el **sistema de ventilación**. Así pues, antes de iniciar un costoso y muchas veces inútil estudio de las causas concretas, se recomienda una eficiente limpieza de todos los filtros del sistema de acondicionamiento, así como una limpieza exhaustiva y periódica de la central generadora, en especial de su sistema de humidificación. Se deben vigilar muy estrictamente los eventuales estancamientos de agua, por ser éstos la principal fuente de contaminación y multiplicación de los gérmenes que ya hemos mencionado.

**Deben revisarse periódicamente los sistemas de ventilación**

• También se recomendará que se respete la **renovación** del aire del exterior según la legislación vigente, teniendo en cuenta los metros cúbicos de cada habitación y el número de personas que trabajan en ellas.
En cualquier caso, debemos pensar en este síndrome cuan-

do las molestias aparecen en las personas que permanecen en el interior de los edificios con sistemas de ventilación artificial, preferentemente si se inician hacia la segunda mitad de la semana laboral y, en especial, si se resuelven rápidamente cuando el individuo abandona el edificio.

**La normativa de la UE** advierte que los propietarios de las empresas serán responsables de las enfermedades que los empleados contraigan en los edificios mal acondicionados. Hay una serie de normas:

- **Respecto a la aireación**: existen unas medidas estipuladas en metros cúbicos de aire por persona según la actividad que se realice: 34 $m^3$ de aire por persona y hora en las oficinas y 42 $m^3$ en las zonas en que existan enfermos hospitalizados. En una hora el sistema de aireación deberá realizar unas seis renovaciones totales de aire.
- **Respecto a la temperatura**: la temperatura interior deberá adecuarse a la externa, según las zonas, con una oscilación de 18 a 21 grados centígrados en invierno y de unos 23 a 26 grados en verano, para evitar los cambios térmicos bruscos al salir a la calle.
- **Respecto a la iluminación**: debe equivaler a 500 lux o 750 si se ha de fijar la vista (lámpara de 60 a 100 vatios). Los últimos estudios señalan los efectos nocivos de la luz artificial sobre los ritmos hormonales de las personas que permanecen constantemente bajo luz artificial. Cada vez más se deberá tender a la iluminación de los edificios con luz natural o a permitir períodos de descanso en zonas externas o terrazas cubiertas, al personal que trabaje en el interior de los edificios.

**Intente pasar unas horas al día con luz natural**

## Preguntas al Doctor

**Mi abuelo murió a los ochenta y dos años y había fumado toda su vida, ¿puede esto significar que el tabaco no afecta a ciertas personas? ¿Puedo haber heredado estas caraterísticas?**

Las personas pueden tener diferentes grados de resistencia a las agresiones externas por substancias tóxicas. Sin embargo esta resistencia no es sólo genética sino que depende también de otras agresiones externas, de la nutrición, del estrés sufrido a lo largo de la vida. Por todo ello nadie puede estar seguro de que es invulnerable a alguna sustancia tóxica, por lo que es mejor abstenerse de usarla.

**Qué tipo de iluminación artificial es más aconsejable para la salud en el trabajo y en el hogar ¿las bombillas convencionales, la halógenas o las fluorescentes?**

Tanto para trabajar como para vivir la mejor luz es la natural; sin embargo, si es necesario trabajar en despachos o habitaciones en las que la luz de día no llega directamente, la iluminación para el trabajo debe ser de tipo focal (convencional o halógena). Los fluorescentes sólo permiten una iluminación ambiental pero no son adecuados para trabajos en que se concentre la visión.

# Algunos problemas respiratorios

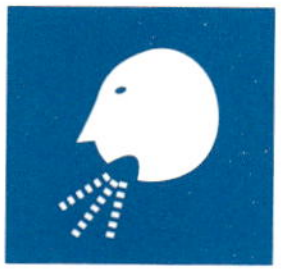

A pesar de que las enfermedades que puede padecer el aparato respiratorio son múltiples, sus síntomas son siempre una combinación de:

- Dolor torácico
- Disnea (dificultad para respirar)
- Fiebre
- Tos
- Expectoración (escupir mucosidades)
- Hemoptisis (escupir sangre)

Estas manifestaciones –tanto las que experimenta el enfermo (síntomas), como las que percibe el médico al explorarle (signos)– conforman una combinación muy reducida. Los especialistas deben apoyarse en pruebas complementarias para poder realizar un diagnóstico preciso de la enfermedad.

## DOLOR TORÁCICO

**El pulmón de por sí, no puede doler**

El pulmón como tal no duele ya que en él no existen nervios que transmitan la sensación de dolor. Cuando notamos dolor en el tórax suele a ser debido a una afectación de la caja torácica o de la pleura, o bien a que las lesiones que puedan existir en el pulmón se han extendido a zonas próximas como la misma pleura, la musculatura, los huesos o las costillas.

Otros dolores torácicos no son debidos a enfermedades respiratorias:

- Dolor que aumenta al mover los brazos o al apretar con

los dedos sobre las costillas, suelen ser debidos a lesiones de la pared del tórax (esguinces, golpes, etc.).

• Dolores en el tórax, que aparecen al hacer esfuerzos y que se acompañan de náuseas o desvanecimientos, pueden ser debidos al corazón.

• Dolores en el centro del tórax, acompañados de ardores, pueden ser por lesiones del esófago, como las esofagitis o hernias de hiato.

No obstante, a veces no es fácil poder distinguir estos dolores con claridad, por lo que ante la presencia de un dolor torácico desconocido o persistente será preciso consultar al doctor.

**Consulte con su médico cualquier dolor torácico persistente**

## DISNEA

La disnea es la dificultad para respirar que se describe usualmente como falta de aire o sensación de ahogo. Es una percepción subjetiva al igual que el dolor, y cada persona la interpreta de una forma distinta.

**Exploración** Si usted sufre disnea debe acudir al médico para que éste investigue su causa. Después de varias preguntas y una exploración física, le realizarán unas pruebas de función respiratoria que permitirán comprobar con seguridad la existencia de una limitación de la función del pulmón que justifique esa sensación de dificultad al respirar y darán idea de su gravedad.

**Causas** Un accidente que limite la entrada de aire (o inspiración), obstruyendo las vías aéreas superiores, pue-

## Causas de las dificultades respiratorias

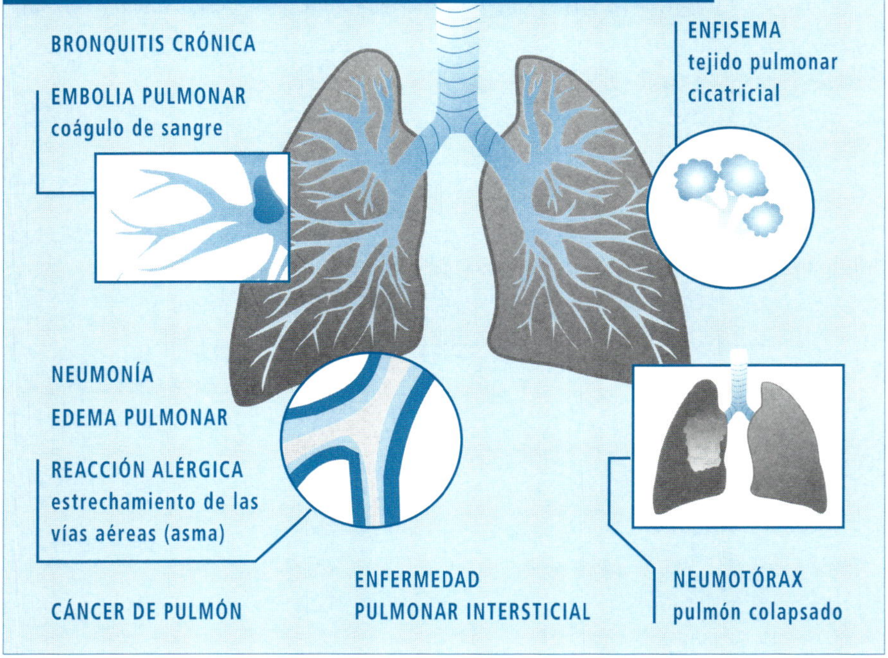


de provocar disnea. Por ejemplo la aspiración de un cuerpo extraño (restos de comida, un botón, una pipa de girasol, etc.).

No obstante, es mucho más frecuente que la disnea se deba a una afectación espiratoria, es decir, porque el aire encuentra alguna dificultad para salir, como ocurre con las enfermedades que obstruyen las vías aéreas, por ejemplo el asma o la bronquitis crónica.

La disnea mixta es cuando se combina la dificultad inspiratoria y la espiratoria, como en los siguientes casos:

- el alveolo pierde capacidad para intercambiar gases
- hay líquido en la pleura que impide la distensión del pulmón
- en el curso de una pulmonía.

## FIEBRE

A pesar de no ser un síntoma específico del pulmón, con frecuencia algunas enfermedades respiratorias se acompañan de fiebre. Normalmente se trata de infecciones producidas por bacterias o por virus, como las neumonías (o pulmonías), las bronquitis agudas o las sobreinfecciones de los pacientes afectos de bronquitis crónica o gripe.
Al contrario de lo que algunas personas creen, no es tan importante suprimir la fiebre como conocer su causa. Ante la presencia de fiebre alta o periódica debemos consultar al médico para que investigue su origen.

**La fiebre puede ser un síntoma de infección pulmonar**

## TOS

La tos es un mecanismo reflejo de protección de las vías aéreas. Cuando cualquier substancia o partícula extraña inhalada llega a la tráquea, se origina un reflejo nervioso que da la orden de producir una inspiración profunda seguida de una espiración con la glotis cerrada: es el golpe de tos.
Con esta maniobra se produce una gran presión en los bronquios y en la tráquea, y al abrirse la glotis bruscamente se expulsa el aire que arrastra consigo las partículas inhaladas.

Este mecanismo expulsa el aire con mucha fuerza: mientras la velocidad de salida del aire en una espiración normal es de unos 20 km/hora, con el reflejo de la tos puede alcanzar los 800 km/hora.

**Tos del fumador** La tos aparece esporádicamente en cualquier persona sana, pero existen enfermos en los que se da una tos persistente: los que padecen bronquitis crónica del fumador.

Esta bronquitis provoca que muchas células de la tráquea y de los bronquios desaparezcan y se sustituyan por otras que producen gran cantidad de moco, el cual debe ser expulsado al exterior para evitar que los microbios que se hallan en él se multipliquen, e impedir igualmente la formación de tapones que obstruyan los bronquios y dificulten aún más la respiración. Para eliminar esta mucosidad se producen accesos de tos de forma repetida varias veces al día.

**La tos fuerte y persistente puede provocar un esguince en la musculatura del tórax**

**Tos dolorosa** Cuando es muy violenta o durante períodos de tiempo largos, puede producirse dolor torácico debido a un esguince en la musculatura del tórax que provoca dolor en un punto determinado de algún músculo, o incluso a fisuras de costillas, algo común en personas ancianas o afectas de osteoporosis (falta de calcio en los huesos).

Antaño era frecuente relacionar la tos persistente con la tuberculosis. Hoy en día suele deberse a otras causas, como la hiperreactividad bronquial, el asma o la bronquitis crónica.

# EXPECTORACIÓN

La expectoración es la expulsión de mucosidad con la tos. Se produce principalmente por dos causas:

• Después de una infección, por ejemplo una bronquitis aguda o una neumonía. En estos casos aumenta la secreción de moco que se mezcla con las bacterias productoras de la enfermedad. Esta acumulación de substancia mucosa debe ser expulsada al exterior con la tos. Hasta que no se soluciona la enfermedad no desaparecerá la tos y la expectoración.

• En enfermos con bronquitis crónica o enfisema. Estas enfermedades, producidas sobre todo por efecto del tabaco, producen un aumento bronquial de moco que aparece de forma constante. Este moco debe ser expulsado al exterior con la tos, en especial al levantarse por la mañana.

**Características** Es importante prestar atención al tipo de expectoración.

En algunos casos se expulsa una gran cantidad de moco diariamente y de modo continuado, como ocurre a los afectos de bronquiectasias o dilataciones de los bronquios.

Otras personas, aunque expectoran a menudo, observan que, en algunas ocasiones, la cantidad y coloración del moco cambia, pasando de un color amarillento a uno verdoso o incluso más oscuro, hecho que indica la existencia de una infección añadida. Cuando suceda esto debe consultarse con el médico.

**Consulte a su médico cualquier cambio en la expectoración**

## HEMOPTISIS

Se trata de la expectoración de esputos manchados con hilillos de sangre, o bien la expulsión franca de sangre, procedente de los bronquios, con la tos.

**La expectoración de hilillos de sangre merece una consulta al médico**

**Causas** La hemoptisis se atribuye con frecuencia a la tuberculosis, ya que en tiempos no demasiado lejanos era la causa más frecuente. Actualmente en nuestro país la causa más frecuente de hemoptisis es la bronquitis crónica del fumador y las bronquiectasias (dilataciones de los bronquios) que acompañan con frecuencia a la bronquitis crónica.
Es menos frecuente que se deba a la presencia de un tumor bronquial. La consulta al médico es imprescindible si aparece hemoptisis, y si la cantidad es importante se debe acudir a un servicio de urgencias médicas.

## RONQUIDOS Y APNEAS DEL SUEÑO

Hasta hace pocos años, se consideraba que el ronquido no era más que una molestia para quien tuviera que dormir cerca del roncador. Sin embargo, hacia la mitad de la década de los sesenta varios investigadores observaron que ciertos individuos roncadores dejaban de respirar durante un rato mientras dormían, es decir, sufrían apneas a lo largo del sueño.
Desde entonces se han realizado importantes avances en el estudio de la respiración y de sus alteraciones durante el sueño, y se ha comprobado la potencial gravedad de esta

enfermedad conocida como Síndrome de las Apneas del Sueño, o SAS. De hecho, el SAS puede provocar un acortamiento de la esperanza de vida por las complicaciones que conlleva si no se diagnostica y se trata correctamente.

## Apnea

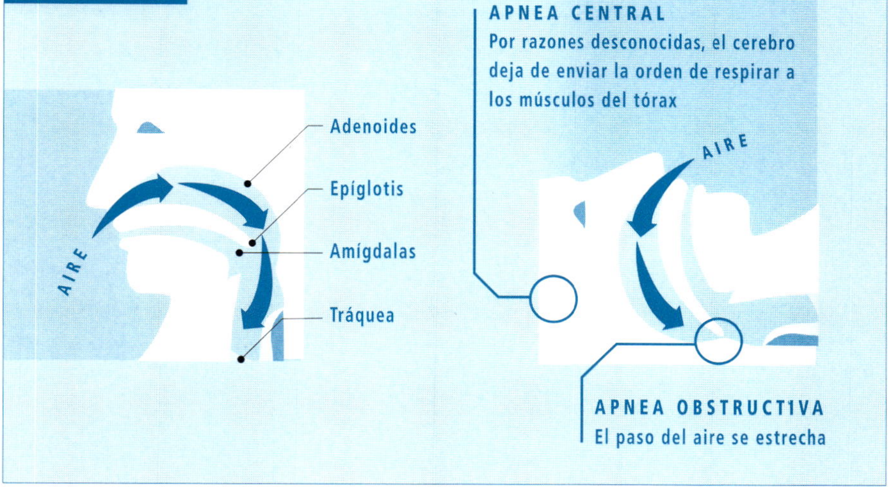


**Del ronquido a la enfermedad** El roncar consiste en una vibración del paladar al inspirar aire a través de la boca hacia unas vías aéreas que están parcialmente cerradas.

El SAS se asocia con frecuencia con el roncar. Sin embargo, aunque es cierto que los pacientes que sufren de SAS roncan, la mayoría de personas que roncan no sufren de SAS. Hay claras diferencias:

- El ronquido de una persona sana acompaña a todas sus respiraciones y es de intensidad bastante regular.

• El ronquido asociado con el SAS es intenso e intermitente. Sobreviene después de un período de apnea durante el cual las vías aéreas han estado completamente cerradas; esta apnea condiciona una disminución del oxígeno en la sangre y un aumento del $CO_2$ que acaba por estimular los receptores de la respiración situados en el cerebro; estos emiten entonces una señal para que empiece la actividad muscular que permita vencer esta obstrucción: es el momento en que se produce el intenso ronquido.
En ocasiones este ronquido es tan intenso que despierta al propio paciente. Las paradas respiratorias pueden ser muy largas, llegando en alguna ocasión a un minuto.

**La apnea puede desencadenar un infarto de miocardio**

Es lógico suponer el peligro que este síndrome conlleva, ya que durante la parada respiratoria pueden producirse trastornos graves del ritmo cardíaco, o incluso desencadenarse un infarto de miocardio por la falta de oxígeno en la sangre a consecuencia de la no entrada de aire.

**Causas** Suele ser un estrechamiento del paso del aire a nivel de las vías aéreas superiores, en concreto de la orofaringe (la parte posterior de la boca). En algunas personas se puede observar a simple vista el problema que provoca el estrechamiento:

- una lengua muy voluminosa
- una campanilla grande
- un paladar muy estrecho
- un mentón retraído
- grasa acumulada en la faringe.

Muchas de las personas con SAS son obesas. Ello condiciona el que la grasa se acumule también en su faringe y por tanto estreche su luz. Durante el día tienen un tono muscular adecuado para respirar con normalidad; por el contrario, al conciliar el sueño, se produce, favorecida por la posición horizontal, una pérdida del tono muscular que determinará que los músculos del paladar y de la base de la lengua se relajen y dificulten el paso del aire.

**Consecuencias** La persona que sufre de apnea no duerme profundamente; sufre pequeños despertares y a veces incluso puede despertarse por completo. Lo más común es que simplemente aumente su nivel de conciencia sin llegar a despertar del todo. Estos episodios se pueden repetir con una frecuencia superior a 30 veces por hora, por lo que es fácil comprender las dos consecuencias básicas de este síndrome, que son las que marcan sus características:

**La apnea impide dormir profundamente**

- Los frecuentes despertares fragmentan el sueño normal e impiden el reposo adecuado del organismo.
- Se suceden los períodos durante la noche en los cuales la cantidad de oxígeno en la sangre es baja.

**Trastornos** Estos dos factores provocan que las personas que sufren un SAS se quejen normalmente de los siguientes trastornos:

- Dolor de cabeza al despertar, sensación de no haber descansado.
- Aumento de la presión de las arterias pulmonares, con un mayor trabajo para el corazón y un aumento de la presión arterial sistémica. Estas personas, por lo tanto, sufren con mayor frecuencia hipertensión y problemas cardíacos.

• Sensación de somnolencia diurna; dormirse delante de la televisión, incluso conversando y hasta conduciendo.

**Diagnósticos** Cuando una persona identifica en sí mismo los síntomas que acabamos de referir, debe acudir al médico. A veces es un familiar el que relata cómo, durante la noche, el paciente presenta períodos en que deja de respirar y a continuación se despierta con un ronquido muy fuerte.

Un diagnóstico más preciso se consigue a través de un estudio polisomnográfico que se lleva a cabo en centros especializados y consiste en realizar una serie de mediciones mientras el sujeto duerme.

**Se mejoran los síntomas de apnea si se adelgaza y se evitan el alcohol y el café**

El tratamiento se inicia con unas medidas higiénicas básicas pero no por ello poco importantes:

• Pérdida de peso en el caso de los individuos obesos, ya que sólo con el adelgazamiento una gran proporción de pacientes puede llegar a curarse.

• Evitar las substancias que alteran el sueño, fundamentalmente el alcohol.

Si estas medidas no son suficientes el médico puede recurrir a técnicas instrumentales o quirúrgicas.

La más utilizada es la llamada CPAP o presión positiva continua en la vía aérea. Consiste en un pequeño aparato que proporciona un flujo de aire continuo a presión que se administra a través de la nariz. Para ello se adapta una mascarilla en donde desembocan los tubos de aire a presión. Tras un período de adaptación se aprende a dormir con este aparato, logrando con ello que el aire que entra a

presión mantenga continuamente abierta la vía aérea y evite por tanto su colapso.
La opción quirúrgica de tratamiento se utiliza en aquellos individuos que tienen defectos en el velo del paladar que obstaculizan el paso del aire.
Aunque el tratamiento con la CPAP parece a primera vista complicado e incómodo, y una operación quirúrgica siempre es algo a considerar, el paciente, al solucionar su problema, mejora de forma extraordinaria en calidad de vida, se convierte de nuevo en un individuo activo y más dinámico y, lo que es aún más importante, deja de estar amenazado por las complicaciones de este síndrome.

**El tratamiento de la apnea mejora mucho la calidad de vida del paciente**

## SIGNOS DE ALARMA: CUÁNDO CONSULTAR AL MÉDICO

Ante la aparición de las enfermedades o los síntomas que hemos explicado, es preciso consultar con el médico para que determine su causa precisa y oriente el tratamiento adecuado. Muchas de las molestias respiratorias pueden ser ligeras o pasajeras, pero hay algunas que nos deben alertar. Son los llamados signos de alarma, ante los cuales hay que acudir a un médico con la mayor rapidez posible.

**El dolor torácico agudo** Es motivo de alarma un dolor intenso de aparición brusca. Puede ser debido a una neumonía, una pleuritis, un neumotórax o una embolia pulmonar.
También es importante recordar que puede ser causado

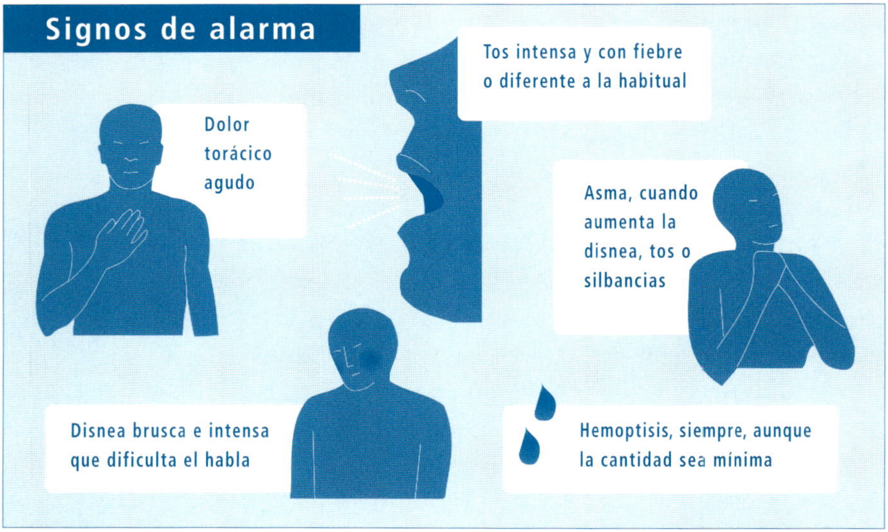


por enfermedades no respiratorias como el infarto de miocardio o la esofagitis. Según cual sea la enfermedad responsable se acompañará de otros síntomas como fiebre, disnea, náuseas y vómitos. No suele ser fácil distinguir las diferentes causas, por lo que la consulta con el médico es obligada.

**La disnea** o dificultad para respirar, es una sensación que produce mucha angustia y suele ser motivo de consulta con el médico. En algunas ocasiones no reviste especial gravedad, incluso puede ser originada por la propia sensación de angustia sin estar causada por ninguna enfermedad.

No obstante, la disnea de aparición brusca e intensa y que dificulta el habla es motivo de consulta urgente. Las causas más frecuentes son el asma, la embolia pulmonar, el neumotórax, las neumonías, aunque no hay que olvidar que las enfermedades del corazón también pueden provocar disnea y en ocasiones de forma brusca.

**La tos** es un signo de alerta en los siguientes casos:

- Cuando es de aparición brusca, porque puede ser debida a infecciones como una gripe, una faringitis, o incluso una neumonía. En estos casos suele acompañarse de fiebre.
- Cuando es continuada puede ser causada por el asma y tiene un tratamiento muy eficaz. Menos común, pero a tener en cuenta, es la posibilidad de la bronquitis crónica y de la tuberculosis.
- Deben estar atentos los fumadores que sufren tos de forma crónica, y de golpe noten que su tos cambia, se hace más intensa y de difícil control. En estos casos deben acudir siempre al médico; con frecuencia será tan sólo un empeoramiento de su bronquitis, pero no hay que olvidar que podría delatar un cáncer de pulmón en sus inicios.

**La tos puede ser signo de infección**

**La hemoptisis** es siempre un signo de alarma y debe avisarse al médico de inmediato.

Cuando se produce una hemoptisis abundante de sangre roja, el paciente suele asustarse y acudir en busca de ayuda urgente. No obstante, incluso la emisión de pequeños esputos teñidos con hilos de sangre es suficiente para acudir sin demora al médico. La causa más frecuente es la bronquitis crónica, pero también puede ser un primer síntoma de enfermedades más graves que si se diagnostican con rapidez pueden ser curadas.

# Infecciones respiratorias frecuentes

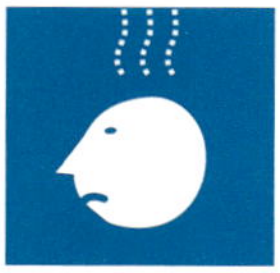

Todos nos hemos visto afectados en algún momento u otro de nuestra vida por una gripe, un catarro o una faringitis. Estas infecciones pueden afectar a todo el sistema respiratorio, desde la nariz hasta la parte más baja de las vías aéreas.

Denominamos enfermedades respiratorias a las que afectan partes del pulmón, como las capas que lo recubren (pleura) o el parénquima pulmonar, y que no tienen siempre necesariamente un origen infeccioso. El pulmón puede enfermar también por la inhalación de partículas suspendidas en el aire, como les ocurre a los trabajadores de las minas, o por la presencia de enfermedades internas que se manifiesten en él.

## CATARRO COMÚN

**El catarro es una enfermedad contagiosa producida por virus**

El catarro común o resfriado es una enfermedad muy corriente que nos afecta a todos en alguna ocasión, y es mucho más frecuente en niños que en adultos. Mientras que un adulto sufre un promedio de 1 o 2 al año, un niño puede sufrir hasta 4 o 5. Normalmente están producidos por virus. Los síntomas son muy conocidos y cada uno sabe diagnosticarse esta afección sin necesidad de acudir al médico.

**Contagio** Se transmite de un individuo a otro a través de pequeñas gotitas que se desprenden de nuestras vías aéreas al toser y estornudar y quedan suspendidas en el aire, desde donde pueden ser inhaladas por otra persona.

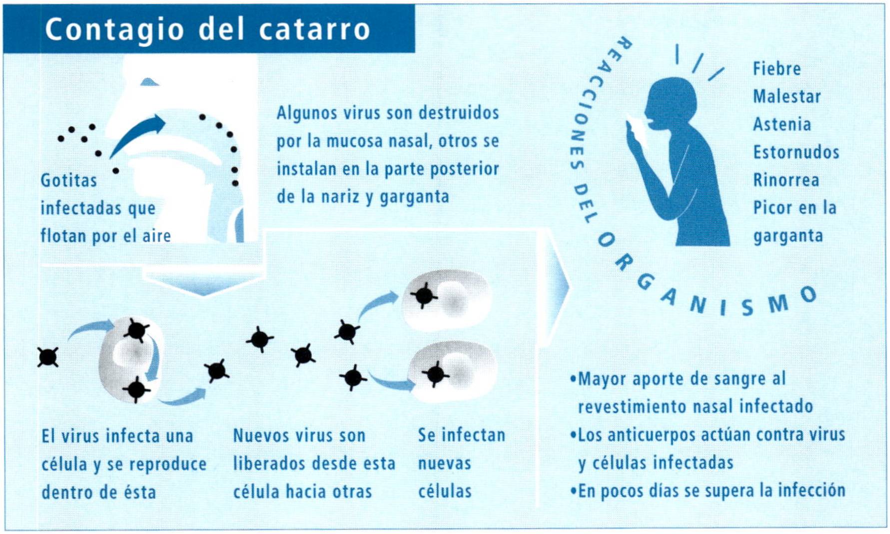


**Contagio del catarro**

**Síntomas** Tras un período de incubación de un par de días aparece una rinorrea (eliminación de líquido por la nariz) de consistencia acuosa, transparente y producida en gran cantidad junto con crisis de estornudos. En ocasiones aparece picor en la garganta y dificultad en la deglución, pero es rara la presencia de fiebre o molestias en otras zonas del organismo; como máximo puede producirse cierta sensación de cansancio o debilidad generalizada (astenia).

Dejando que el resfriado evolucione libremente, al cabo de 2 o 3 días la secreción de líquido por la nariz se hace más espesa y puede provocar obstrucción respiratoria nasal, situación molesta sobre todo por la noche porque dificulta el sueño. El hecho de tener que respirar por la boca puede agravar la inflamación de la garganta y facilitar que se produzcan infecciones a nivel de los bronquios.

**El tratamiento del catarro** no persigue la eliminación de su causa ya que no tenemos medicamentos eficaces contra los virus que lo producen; debemos por tanto conformarnos con el tratamiento de los síntomas y el alivio de las molestias.

Son útiles los fármacos antihistamínicos y los analgésicos para aliviar la sintomatología del picor nasal, los estornudos y la posibilidad de aparición de dolor de cabeza.

No es aconsejable abusar de los inhaladores nasales ya que pueden producir irritación de la mucosa y un efecto rebote al dejarlos, es decir, pueden originar una mayor obstrucción nasal de la que había al principio. En caso de utilizarlos, hacerlo como máximo durante 3 o 4 días; no deben darse nunca a niños pequeños sin control del pediatra.

**No abuse de los inhaladores nasales**

El clásico vaso de leche caliente con una aspirina puede aliviar momentáneamente los síntomas, mientras que no es sostenible científicamente que la leche con miel, costumbre tan popular, aparte de proporcionar algunas calorías de más al organismo, proporcione ningún efecto beneficioso en la solución del catarro.

## FARINGITIS

Las faringitis son inflamaciones de la faringe, es decir, de la zona posterior de la boca, aquella que comunica la parte posterior de la nariz con la laringe y con el inicio del esófago. Suelen estar causadas por los mismos virus que en la nariz producen el catarro común y en muchas ocasiones ambas afecciones son simultáneas.

**Otitis** Es frecuente, sobre todo en niños, que la infección faríngea o la nasal se extiendan al oído medio a través de la trompa de Eustaquio (pequeño conducto que comunica la fosa nasal con el oído) y origine otitis (infección del oído que produce dolor y supuración).

**Laringitis** Es cuando la inflamación faríngea se propaga hacia las vías respiratorias inferiores, es decir, hacia la laringe. En ocasiones es debido a cambios bruscos de temperatura.

- **Se manifiesta** por una sensación de picor, ardor, carraspeo, sequedad en la garganta, acompañada de tos y disfonía (alteraciones en la tonalidad de la voz, que van desde la ligera voz ronca a la completa afonía). No olvidemos que en el interior de la laringe se hallan las cuerdas vocales que son unos repliegues situados a ambos lados de la laringe y cuyo contacto simultáneo a la salida del aire de los pulmones, produce los diferentes sonidos vocales.

La laringitis puede provocar afonía

- **Los factores externos** que favorecen la aparición de laringitis son el tabaco, la inhalación de polvo en el hogar, el alcohol o el uso continuado de la voz (maestros, actores, vendedores, cantantes, etc.).
- **Un tipo no infrecuente de laringitis** es la que acompaña, y en ocasiones precede, al asma bronquial y que se debe a la propia enfermedad o bien a alguna de las medicaciones que por vía inhalada se utilizan, con gran eficacia, en su tratamiento.
- **Ante una laringitis** hay que evitar la ingesta de alimentos y bebidas demasiado fríos, así como la exposición al

aire muy frío. Son recomendables los gargarismos con antisépticos y antiinflamatorios pero si los síntomas persisten más de una semana se debe acudir al médico.

**Las amigdalitis y faringitis agudas** reciben el nombre popular de anginas. Al abrir la boca se observa que en su zona posterior, la faringe (garganta) está enrojecida; y con frecuencia las amígdalas, que se encuentran a ambos lados del fondo de la boca, aumentan de tamaño y enrojecen.

En los niños pequeños la causa más frecuente de faringitis son los virus, sin embargo, en la edad escolar pueden ser producidas por bacterias, en cuyo caso podremos observar la aparición de los puntos blanquecinos de pus. Cuando estos puntos aparecen, la enfermedad es más aparatosa

### Infecciones de garganta

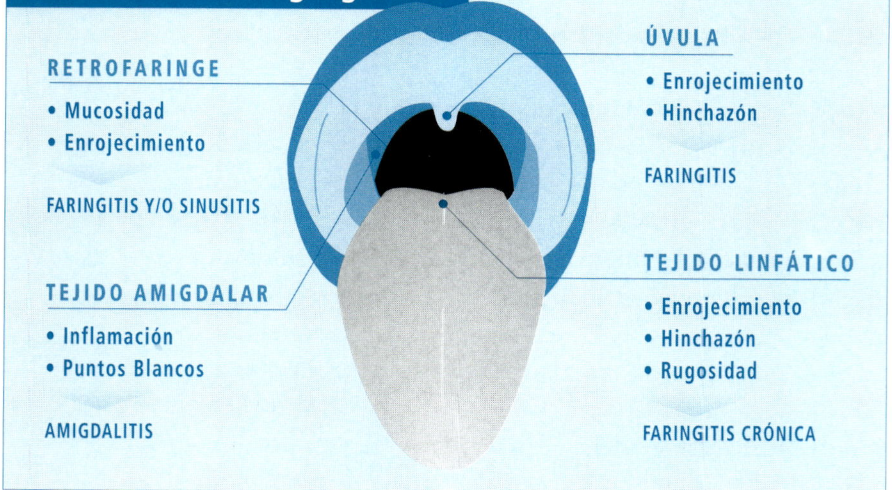

y aparece la fiebre, con frecuencia alta, tos y sensación de malestar general.

- **Los síntomas** más frecuentes son el picor en el cuello y la dificultad o dolor al tragar.
- **El tratamiento** se basa en gargarismos, tratamiento de los síntomas como en el catarro común, y en caso de que se sospeche que existe una infección bacteriana se deberán administrar antibióticos, pero siempre bajo la supervisión del médico.
- **Como posibles complicaciones** señalaremos que los pacientes que tienen faringio-amigdalitis repetidas, pueden presentar un aumento del tamaño de las amígdalas, que se vuelven rojizas y pueden provocar obstrucción más o menos importante del fondo de la boca, que se manifestará por una voz gangosa y frecuentes ronquidos nocturnos. También por contigüidad se pueden obstruir las trompas de Eustaquio y provocar otitis (infección del oído). En estos casos, si el cuadro se repite con una cierta frecuencia y con el tratamiento adecuado las amígdalas no disminuyen de tamaño, podría estar indicada la intervención quirúrgica para extirparlas.

La extirpación de amígdalas no se debe recomendar de forma general

- La extirpación de amígdalas a los niños, para evitar las complicaciones locales, era frecuente años atrás. Esta práctica no se debe recomendar de forma general, ya que las amígdalas cumplen su función en la defensa del organismo frente a las infecciones de la faringe y de las vías respiratorias inferiores. La extirpación por cirugía debe reservarse para aquellos casos en los cuales existe un crecimiento importante y esto ocasione problemas locales, o bien cuando la respuesta a los antibióticos sea repetidamente insatisfactoria, hecho muy inusual en nuestros días. La faringitis puede complicarse y convertirse en crónica como consecuencia de episodios agudos repetidos. Suele estar favorecida por el tabaco, la polución u otras enfermedades que conducen a una disminución de las defensas naturales. Su tratamiento es más complejo que en los casos agudos y es competencia del otorrinolaringólogo.

## GRIPE

La gripe es una infección aguda de las vías respiratorias causada por un virus, el virus de la gripe. Aunque algún individuo puede padecerla de modo aislado, normalmente los casos se presentan en forma de epidemias. Si bien se trata de una enfermedad en principio leve y banal, en ocasiones puede complicarse y favorecer la entrada de otras infecciones más graves, en especial la neumonía, sobre todo en personas ancianas o en las que concurren otras enfermedades crónicas.

**La gripe puede complicarse y favorecer infecciones más graves**

**Un virus mutante** La gripe posee una característica que la diferencia de otras enfermedades víricas, y es que el virus que la produce puede cambiar su estructura con gran facilidad. A estos cambios los llamamos mutaciones. Cada año aparecen virus distintos que no son reconocidos por nuestro sistema defensivo-inmunitario y que pueden originar de nuevo la enfermedad, ya que el organismo había creado defensas (anticuerpos) según la estructura del virus anterior.

Por tanto, una persona puede sufrir diversos episodios de

gripe a lo largo de su vida, mientras que otras enfermedades causadas por virus, como el sarampión o la varicela, dejan inmunidad para toda la vida al no cambiar la estructura del virus que las produce.
Las epidemias de gripe son otra consecuencia de estas mutaciones. En períodos variables de entre 10 y 20 años se producen grandes mutaciones, que originan virus frente a los cuales la mayoría de la población se halla absolutamente desprotegida (no inmunizada). En este siglo se han registrado importantes epidemias, como en los años 1933, 1957 y 1977, pero la más grave fue la de 1918 que ocasionó de 20 a 40 millones de muertes y un gran número de complicaciones.

**Contagio** La gripe se transmite de persona a persona a través de las microscópicas gotas que expulsan los enfermos al toser, estornudar, o simplemente al hablar. Estas gotas con partículas víricas en su interior, alcanzan las vías respiratorias de las personas sanas y pueden originar el desarrollo de la enfermedad, sobre todo cuando se dan bajas temperaturas o mucha humedad.

**Síntomas** Esta enfermedad acostumbra a localizarse en las vías respiratorias altas (nariz, faringe y tráquea) y causa síntomas bien conocidos:
• Fiebre elevada con sensación de destemplanza.
• Dolores de cabeza y en los músculos, lo que se conoce como sensación de trancazo.
• Tos seca, a veces muy molesta, con estornudos.
• Goteo de moco por la nariz.

**La gripe se contagia con mucha facilidad**

- Enrojecimiento de los ojos con lagrimeo.
- Congestión en la faringe.

La fiebre suele durar unos 3 o 4 días. No existe un tratamiento eficaz de la gripe, se tratan sólo los síntomas y las complicaciones. Se puede administrar analgésicos para los dolores y medicamentos destinados a suprimir o disminuir la fiebre.

**Prevención** La más eficaz es la administración de la vacuna antigripal a principios del otoño, en especial a personas que sufren enfermedades graves respiratorias, por ejemplo, bronquitis crónica, enfermedades graves del corazón, diabetes, etc. La incidencia de casos de gripe y sus complicaciones ha disminuido de forma apreciable desde la aplicación sistemática de la vacunación. Es efectivo también evitar la compañía de personas con gripe, así como renunciar, en épocas de epidemia, a frecuentar las aglomeraciones de gente y los espacios cerrados como cines, ascensores, etc., con el fin de evitar en lo posible el contagio del virus.

**Consulte con su médico si le conviene vacunarse contra la gripe**

## PULMONÍA O NEUMONÍA

Es la infección de las vías respiratorias más periféricas: los bronquiolos y los alveolos que se inundan de pus.
Normalmente, la infección ocupa una sola zona del pulmón. En ocasiones alcanza una gran zona o incluso puede afectar a los dos pulmones, es la llamada **pulmonía doble**.
Cuando existen múltiples zonas de neumonía lo llamamos **bronconeumonía**.

Podemos distinguir dos tipos fundamentales de pulmonía:

- La neumonía típica, que produce síntomas característicos fácilmente reconocibles como típicos de neumonía.
- La neumonía atípica, que produce síntomas menos característicos y en ocasiones diferentes, que a veces recuerdan a los presentados por otras enfermedades.

**La neumonía típica** se presenta de forma brusca, con fiebre alta, tos muchas veces con expectoración amarillento-verdosa o sanguinolienta y un dolor intenso en un punto determinado del tórax, localizable con el dedo y que se percibe en forma de pinchazo que aumenta con la inspiración profunda y con la tos. También puede aparecer disnea de reposo, que sumada al resto de los síntomas puede dar en ocasiones impresión de gravedad.

• **Contagio.** A menudo esta neumonía está producida por una bacteria conocida como **neumococo**. Este germen está con frecuencia en la boca o en la faringe, incluso de personas sanas, y puede y llegar hasta las vías aéreas inferiores. En principio, los mecanismos de defensa naturales bastan para eliminar los gérmenes del pulmón. Pero a veces se produce la neumonía sobre todo cuando existen lesiones en los bronquios, como por ejemplo en caso de bronquitis crónica, o bien después de haber sufrido una bronquitis por virus que deja más vulnerable el pulmón.

**La neumonía se manifiesta sobre todo en momentos de defensas bajas**

• **Prevención.** Por el hecho mencionado de que los gérmenes proceden de las propias vías respiratorias del individuo, se deduce que la neumonía típica no se transmite de persona a persona, sino que se trata más bien de un «autocontagio». Por este motivo no es necesario tomar precauciones especiales para evitar el contagio frente a un enfermo que sufre una neumonía.

**La neumonía atípica** a diferencia de la anterior, se presenta de forma más lenta, a lo largo de unos pocos días en los que el paciente va encontrándose paulatinamente mal.

- **Síntomas.** Aparece fiebre, no tan alta como en el caso de la neumonía típica, dolor de cabeza, dolores por todo el cuerpo similares a los de la gripe y tos. En cambio es menos frecuente la presencia de expectoración o dolor torácico.
- **El diagnóstico** de estas neumonías es más difícil y se pueden confundir a veces con cuadros gripales, por lo que pueden persistir durante un tiempo más prolongado hasta que se las trata adecuadamente.
- **Contagio.** Los gérmenes que las producen son varios y

### La neumonía

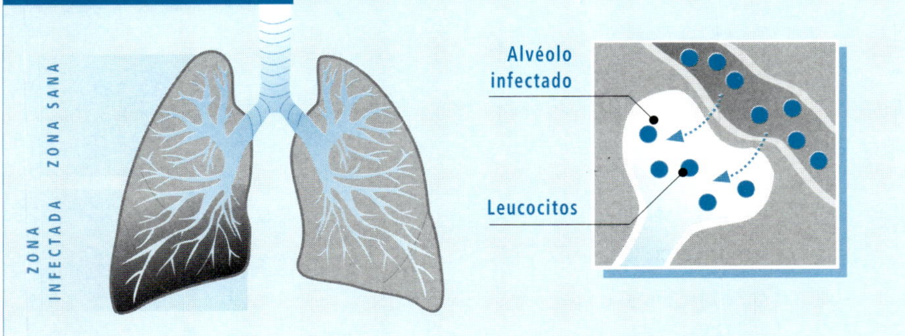


**NEUMONÍA TÍPICA**

Aparición brusca, fiebre, tos, espectoración, dolor puntual en el pecho, disnea

**NEUMONÍA ATÍPICA**

Aparición lenta de fiebre, dolor de cabeza, dolor en todo el cuerpo (se puede confundir con gripe)

se origina la enfermedad por la inhalación de estos gérmenes localizados en el medio ambiente. Se contagian de persona a persona. El más frecuente de estos gérmenes es el denominado «Mycoplasma pneumoniae», que afecta mayoritariamente a personas jóvenes y es muy contagioso; suele ser el causante de algunas pequeñas epidemias de neumonía que tienen lugar durante el verano.

En los niños es frecuente la aparición de neumonías de tipo vírico, que al igual que las producidas por el «Mycoplasma» suelen tener un buen pronóstico.

• **Tratamiento.** Tanto las neumonías típicas como las atípicas son enfermedades potencialmente graves; el enfermo debe acudir al médico a los primeros síntomas. La exploración fundamental después de la historia clínica y de la exploración física es la radiografía de tórax. Una vez comprobado el diagnóstico, el tratamiento de la neumonía se lleva a cabo mediante antibióticos.

**Si sospecha que padece una neumonía acuda al médico**

En los pacientes de edad avanzada o en aquellos que padecen enfermedades crónicas se recomienda la vacuna antigripal, ya que la gripe puede actuar como favorecedora de una posterior neumonía.

**Vacuna antineumocócica** El «Streptococo pneumoniae» o neumococo es el germen más importante que causa las neumonías. Existe una vacuna eficaz contra este organismo, aunque debido a las características de la enfermedad sólo está indicada en personas que hayan padecido varias neumonías a lo largo de su vida, en pacientes mayores de 65 años o en personas que sufran enfermedades crónicas o debilitantes.

# Enfermedades respiratorias

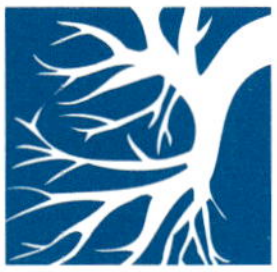

El aparato respiratorio puede verse afectado por una gran variedad de enfermedades. Hay enfermedades infecciosas como las pulmonías, las tuberculosis o algunas pleuritis; otras, malignas como el cáncer de pulmón y otras de origen externo o ambiental como la EPOC, etc. A continuación revisaremos algunos aspectos de las más frecuentes.

## PLEURITIS

**Las pleuritis provocan un dolor agudo**

Son las enfermedades que afectan la pleura; todas ellas son dolorosas pues la pleura, al contrario que el pulmón, tiene terminaciones nerviosas sensitivas abundantes.

El dolor de las pleuritis es agudo, punzante, aumenta con los movimientos respiratorios, sobre todo tras la inspiración profunda y con la tos. Es común a todas las afecciones de la pleura y no nos permite distinguir sus diferentes causas.

A grandes rasgos se distinguen dos tipos de pleuritis:

- Las pleuritis secas, que cursan con una mera inflamación de las dos capas de la pleura.
- Las pleuritis con derrame, en las que hay líquido entre las dos pleuras.

Según su modo de presentación y evolución se distinguen:

- **Las pleuritis agudas:** suelen ser secas y causadas por infecciones víricas; normalmente son benignas y se resuelven por sí solas. Son de escasa trascendencia y en muchas ocasiones pasan desapercibidas.
- **Las pleuritis de evolución prolongada** o secundarias, es decir, aquellas inflamaciones de la pleura originadas por enfermedades cuyo inicio se localizó en el pulmón o en otros lugares más alejados, son muy frecuentes. Entre

estas enfermedades destacan las pulmonías o neumonías que a lo largo de su evolución pueden complicarse y afectar a la pleura, ocasionando un cúmulo de líquido en su interior: es lo que llamamos derrame pleural.

### El derrame pleural

**Provoca fiebre, ahogo y dolor torácico**

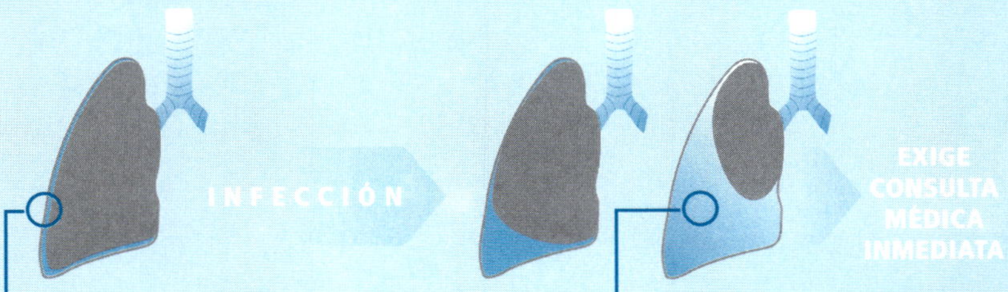


**La pleura es la membrana doble que cubre los pulmones. Entre las dos está el espacio pleural que normalmente contiene un líquido lubricante.**

**Una infección puede causar la acumulación de líquido entre las membranas pleurales**

**Tratamiento** Dependerá de la causa que las origine. Las pleuritis víricas, como ya hemos dicho, se solucionan generalmente de forma espontánea. En cambio las secundarias exigen un seguimiento médico porque, por ejemplo, pueden ser debidas a la tuberculosis y necesitan un tratamiento adecuado y en ocasiones el médico deberá realizar previamente una punción para eliminar el líquido y evitar que se formen cicatrices o adherencias. Si las pleuritis son consecutivas a un cáncer de pulmón o bien a algún tipo de infección se deberán tratar primero estas enfermedades.

## NEUMOTÓRAX

Es la introducción anormal de aire entre las pleuras. Puede producirse espontáneamente –como cuando se rompe alguna bulla del pulmón– o tras la apertura del tórax en una operación quirúrgica, o tras una agresión con un objeto punzante, un cuchillo o una punción. El aire que se introduce entre las pleuras altera la presión que permite hinchar y deshinchar los pulmones. Las dos hojas de la pleura se separan y se origina una reducción o incluso el colapso del pulmón.

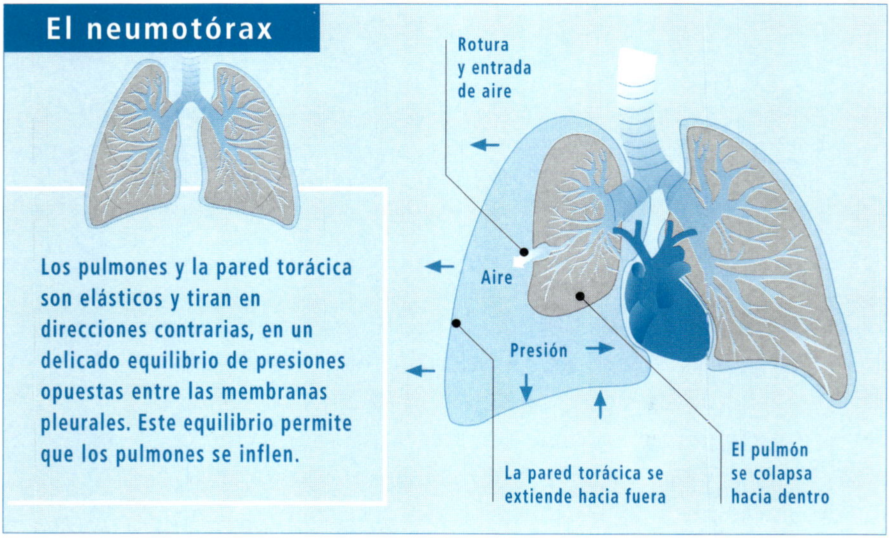


La solución consiste en introducir un tubo de drenaje a través de la pared del tórax, entre dos costillas, en la cavidad creada y aspirar paulatinamente el aire. Con ello se consigue que ambas hojas vuelvan a juntarse y se garantiza de nuevo el funcionamiento normal de los pulmones.

## ASMA

Es una enfermedad que afecta a los bronquios inflamando la capa mucosa que tapiza su interior. Esta inflamación dificulta el paso del aire por el interior de la luz bronquial y origina la sensación de ahogo y los ruidos sibilantes que el paciente puede percibir espontáneamente o que el médico ausculta al explorarle.

**La sensación de ahogo del asma viene de una inflamación de los bronquios**

El asma se produce por brotes. Existen épocas o días en los que aparece dificultad respiratoria, y otros con ausencia o gran mejoría de los síntomas. El enfermo nota sensación de ahogo durante las crisis asmáticas, pero puede permanecer y de hecho permanece relativamente libre de molestias en el tiempo que transcurre entre las crisis. Gracias a un tratamiento adecuado o incluso de forma espontánea en casos de crisis ligeras, los síntomas pueden remitir y las vías aéreas volver a presentar su calibre normal.

**Incidencia.** El asma es muy frecuente, hasta un 5% de la población puede llegar a sufrirla en algún momento de su vida. Afecta entre un 5 y un 10% de niños en edad escolar. Hasta los doce años es más frecuente entre los niños que entre las niñas.

**Factores desencadenantes** Existe una gran variedad de agentes o factores capaces de causar una crisis

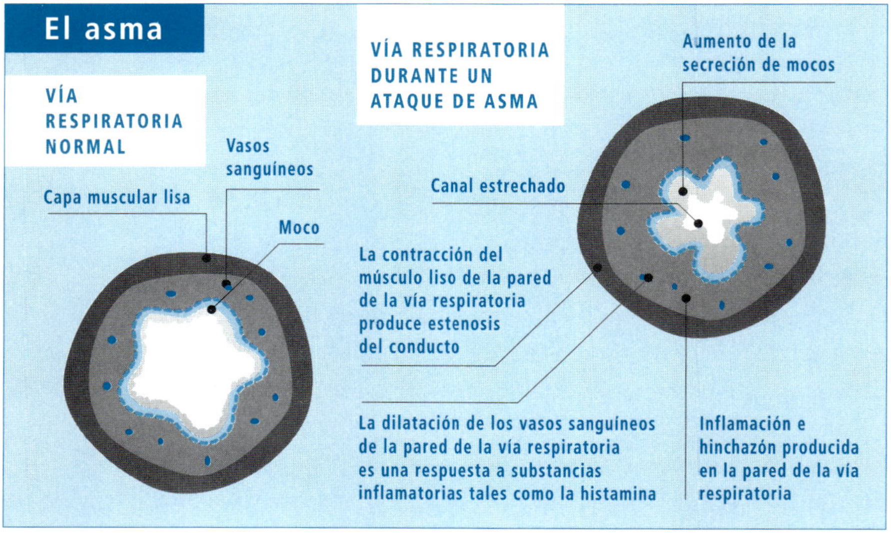


asmática. En ocasiones es posible conocer algunos de estos factores, sin embargo, no todos los pacientes asmáticos reaccionan igual.

Los desencadenantes más importantes son:

- **El ejercicio físico.** Al realizar un esfuerzo se hace necesario respirar más rápida y profundamente, hasta el punto de que la nariz es insuficiente para dejar paso a un flujo de aire tan elevado, y éste debe ser aspirado a través de la boca. Este aire inspirado, si no está suficientemente calentado y humidificado irrita las vías respiratorias del asmático, que responden inflamándose y cerrándose, en un acto de protección. Esta obstrucción puede ocurrir tanto durante el ejercicio como al finalizarlo.
- **Las infecciones** broncopulmonares causadas por virus, pueden desencadenar una crisis asmática, debida a la ac-

ción inflamatoria que ejercen estos virus sobre las células de los bronquios.

- **Polución ambiental.** El aire que respiramos, tanto en el hogar como en el exterior, puede contener substancias capaces de inflamar los bronquios. Muchas de estas substancias son retenidas en la nariz, pero las partículas más pequeñas pueden llegar hasta el árbol bronquial.

Se han identificado múltiples substancias que pueden ser perjudiciales, como el polvo de casa, los ácaros, proteínas y hongos procedentes de las plumas, escamas y deyecciones de animales domésticos, pinturas, plásticos, disolventes, detergentes, tintes, etc.

**Si es asmático no se automedique: incluso una aspirina puede perjudicarle**

- **Factores psíquicos.** Es conocido que algunos pacientes responden con obstrucción bronquial cuando sienten angustia o tensión, no porque el asma sea de origen psíquico, sino porque ciertas situaciones pueden, a través de algún mecanismo psicológico, afectar al asmático y provocar un empeoramiento de la enfermedad.
- **Aspirina y otros medicamentos** antiinflamatorios. La aspirina y similares puede empeorar el asma o incluso desencadenar crisis en un 5-20% de los pacientes asmáticos.
- **La alergia** como respuesta exagerada de nuestras defensas frente a ciertas substancias, si se produce en los bronquios producirá asma.
- **Factores climáticos.** Muchos asmáticos reconocen que ciertos climas les son más perjudiciales que otros. Esta afirmación ha sido siempre exagerada y ha propiciado cambios de vivienda, erróneamente aconsejados, en busca de un clima más apropiado. En efecto, por una parte un

clima cálido influye en el mejor control del asma, pero la humedad ambiental favorece el crecimiento de los hongos y ácaros –la principal fuente desencadenante de asma en el interior de las viviendas–, y por lo tanto puede influir desfavorablemente en el asma.

Por otra parte, la inhalación de aire a temperatura muy baja provoca un aumento de los síntomas del asma, pero también es cierto que a bajas temperaturas los ácaros se multiplican más dificultosamente y por lo tanto el asma estaría más controlada.

**La persona asmática debe, sobre todo, adecuar su vivienda**

Es muy difícil, en general, valorar la mejoría o empeoramiento de los síntomas de un asmático por un cambio geográfico, ya que cualquier otro cambio ocasiona un sinfín de circunstancias que pueden influir en el control del asma, tales como el cambio de las condiciones de trabajo, de la situación familiar, cambio de médico, de amigos, de tipo de vivienda, etc.

En definitiva, dado que los factores más importantes se encuentran en el interior de las viviendas, es preferentemente aquí donde deben dirigirse los esfuerzos medioambientales. Por ello, no recomendamos ningún cambio geográfico para un mejor control del asma; únicamente a aquellos casos muy graves que puedan y deseen abandonar todo su entorno, les aconsejamos, de modo ideal, el traslado a una vivienda a más de 2.000 metros de altura, con clima seco, no muy frío, sin animales domésticos, y que lleven una vida tranquila, sin tensiones ni sobresaltos.

**Síntomas de una crisis** El más claro es la disnea o sensación de falta de aire. Las crisis suelen tener un inicio

## Medidas preventivas para el asmático

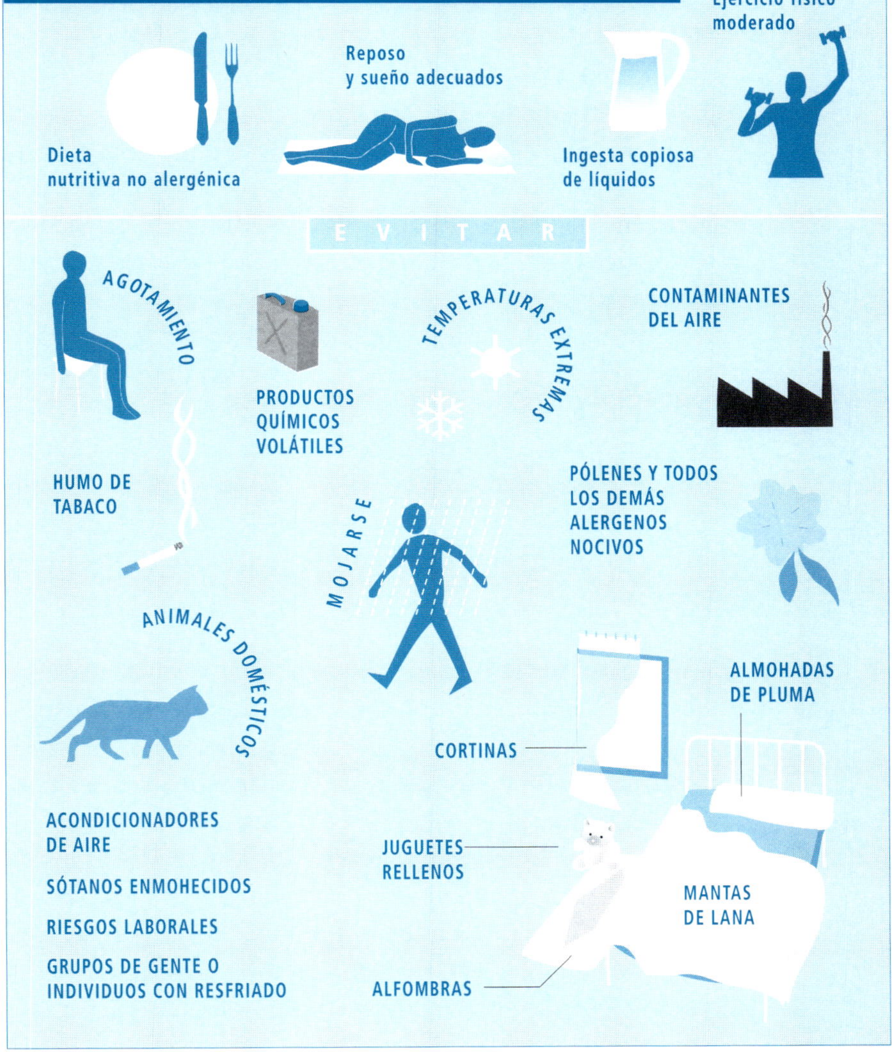

Dieta nutritiva no alergénica
Reposo y sueño adecuados
Ingesta copiosa de líquidos
Ejercicio físico moderado
EVITAR
AGOTAMIENTO
PRODUCTOS QUÍMICOS VOLÁTILES
TEMPERATURAS EXTREMAS
CONTAMINANTES DEL AIRE
HUMO DE TABACO
MOJARSE
PÓLENES Y TODOS LOS DEMÁS ALERGENOS NOCIVOS
ANIMALES DOMÉSTICOS
ALMOHADAS DE PLUMA
CORTINAS
ACONDICIONADORES DE AIRE
SÓTANOS ENMOHECIDOS
RIESGOS LABORALES
GRUPOS DE GENTE O INDIVIDUOS CON RESFRIADO
JUGUETES RELLENOS
MANTAS DE LANA
ALFOMBRAS

brusco, aunque este comienzo es variable en los diferentes enfermos. En algunas ocasiones se produce en cuestión de minutos y en otras resulta de un empeoramiento progresivo a lo largo de días.

No es frecuente que aparezca fiebre ni dolor torácico. En las crisis graves el propio enfermo puede oír una especie de silbidos en su tórax y tener dificultad incluso para articular frases completas. En estas ocasiones debe acudir rápidamente a un servicio de urgencias.

El asma es una enfermedad poco diagnosticada; muchos son los casos que pasan desapercibidos o que son diagnosticados como bronquitis, bronquitis asmática o bronquitis crónica. Esto se debe a que los síntomas son parecidos: tos, expectoración y disnea. Es, sin embargo, muy importante que ante estos síntomas acuda al médico para que éste efectúe un diagnóstico preciso que descarte el asma o por el contrario oriente el tratamiento adecuado.

**Muchos casos de asma pasan desapercibidos**

**Recomendaciones para controlar el asma** Lo más importante es no vivir pendiente de la enfermedad ni angustiarse excesivamente por ella. La angustia y el nerviosismo pueden desencadenar crisis de broncoespasmo. Además es importante:

- Seguir el plan de tratamiento prescrito por el médico.
- Mantener una función respiratoria normal: evitar resfriados y demás infecciones respiratorias.
- Prevenir el contacto con los factores desencadenantes como el tabaco, aire frío, humo y aire cargado o contaminado.

• Evitar que en el ambiente habitual –casa, trabajo o escuela– existan animales domésticos, polvo, plantas, moho, alfombras, moqueta, libros almacenados o muñecos de peluche.
• Tener un ambiente positivo a su alrededor y no angustiarse cuando se inician los síntomas.
• Llevar siempre encima en todo momento, los inhaladores que el médico ha prescrito para los casos de crisis asmática.
• Realizar ejercicio al aire libre, con medicación inhalada antes de empezar la actividad si es preciso. En el caso de niños, es recomendable coordinar al pediatra con el profesor de educación física.
• Los padres o personas al cuidado de niños pequeños deben conocer los síntomas de alarma para iniciar precozmente el tratamiento.
• Visitar periódicamente al especialista que lleve el control, realizando las pruebas periódicas que prescriba.
• Llevar una agenda con los numeros de urgencia del médico, clínica, citas previstas y datos de los alergenos desencadenantes.

**La persona asmática debe llevar encima el inhalador prescrito**

**Adelantar la consulta** al médico es algo que debe hacerse cuando el tratamiento habitual del asma no logre dominar totalmente los síntomas. Los síntomas a tener en cuenta son:
• Aumento de la frecuencia de los ataques.
• La medicación tarda más de lo habitual en hacer efecto, o dura menos; se hace necesario utilizar el inhalador cada vez con mayor frecuencia.

• Despertarse por la noche con sensación de ahogo o tos, a pesar de seguir el tratamiento.
• Cuando falte el aire al caminar o hacer un ejercicio moderado que antes se realizaba sin problemas.
• Cuando los síntomas aumentan (disnea, tos, silbidos) a pesar de seguir el tratamiento.
• Hay una infección respiratoria que empeora los síntomas.

**Signos precoces** Existen algunos signos que es importante reconocer para así evitar o alejarse del factor que los desencadena o tomar medicación más intensa si no es posible dejar de estar en contacto él.

**Cada persona asmática sabe qué signos preceden un ataque**

Los signos precoces son diferentes para cada persona, pero estos son los más frecuentes:
• Tos irritativa, estornudos repetidos, secreción de mucosidad acuosa por la nariz, garganta seca, irritada, sensación de que algo rasca al deglutir.
• Lagrimeo ocular, ojos vidriosos y ojeras oscuras.
• Sensación de debilidad, cansancio, tristeza, intranquilidad o nerviosismo.
• Sensación de opresión torácica.
• Palidez de la piel, o piel con sudor pegajoso, sensación febril, o erupción de un eritema.
• Los padres de niños pequeños pueden notar que desean estar solos, o que se estiran en el suelo o en un sofá y permanecen anormalmente quietos.

Dado que existen signos y síntomas distintos para cada persona, los niños pueden dibujarlos o hacer una lista de ellos. De este modo dan un gran paso para el autocuidado de su asma, ya que al reconocer los signos precoces, los niños pueden aprender a prevenir y controlar los episodios.

**Atención médica urgente** Algunas crisis asmáticas pueden amenazar seriamente la vida de las personas que la padecen. Cuando el tratamiento domiciliario no tiene efecto será necesario acudir a un servicio de urgencias hospitalario.

Los signos de alarma son:

• El ahogo no cede dentro del tiempo habitual después de aplicada la medicación.

• El color de la piel se vuelve muy pálido o azulado.

• La espiración dura más de dos veces el tiempo de la inspiración.

• Los músculos del tórax realizan una gran tensión y dejan marcado el espacio intercostal (tiraje).

• Aunque ceda el ahogo, la respiración se hace cada vez más superficial.

• La persona presenta cada vez más ansiedad durante la crisis de asma.

• Dificultad respiratoria, y picor en la piel, después de tomar una medicación o de una picadura de algún insecto.

**El asma requiere tratamiento médico**

**Tratamiento** Es muy importante que el tratamiento del asma sea dirigido por un médico. Nunca es bueno automedicarse, pero en el caso del asma se puede convertir en algo peligroso.

Disponemos hoy en día de medicamentos muy eficaces, tanto en el momento en que se produzca una crisis como para evitar su aparición. El tratamiento puede realizarse en el propio domicilio del paciente o bien acudiendo a su médico en caso de crisis leves, o trasladándose al hospital en los casos medianamente graves.

El asma es una enfermedad benigna pero debe tratarse con vigor dada su potencial gravedad, en especial cuando se halla descompensada.

Para el período entre las crisis, existen en la actualidad varios tipos de medicamentos, normalmente administrados por vía inhalatoria, en spray o polvo. Por esta vía sus efectos secundarios son mínimos y el beneficio que se puede obtener de ellos es enorme.

**El medidor del pico de flujo** Es también importante que el individuo asmático disponga de este medidor para conseguir una medida objetiva de su evolución. Se trata de un pequeño aparato capaz de medir de forma aproximada el estado de mayor o menor dilatación de los bronquios, así como el efecto de los medicamentos. Observando los resultados del medidor del pico de flujo, registrados en una gráfica diaria, el paciente, siguiendo las instrucciones de su médico, puede organizar un programa para realizar cambios en su medicación. De esta forma, descensos en los valores del pico de flujo, o bien oscilaciones importantes en las mediciones realizadas a lo largo del día o en días consecutivos, son señales de alerta de mal control del asma y de riesgo de sufrir una crisis.

La persona asmática puede llegar a llevar una vida normal

**Controlar el asma** El asmático, hoy en día, debe aspirar a conseguir un buen control de su enfermedad y a llevar una vida completamente normal.

A pesar de que algunos asmáticos pueden sufrir crisis con el ejercicio físico, existen medicamentos eficaces para prevenirlas. Por lo tanto, no es recomendable que un asmático deje de hacer ejercicio, sino al contrario; el ejercicio de forma moderada y evitando la inhalación de aire frío, es beneficioso para la gran mayoría de asmáticos.
Muchos deportistas de élite, ganadores incluso de medallas en los juegos olímpicos, son asmáticos, aunque esto sí, correctamente tratados.

## ENFERMEDADES OBSTRUCTIVAS CRÓNICAS

La bronquitis crónica y el enfisema pulmonar son dos enfermedades distintas que afectan, la primera, a los bronquios y la segunda, al tejido del pulmón. No obstante ambas están producidas por el tabaco y normalmente se presentan juntas en mayor o menor grado en muchos fumadores. Por este motivo se creó el término EPOC que engloba a estos dos procesos.

**La bronquitis crónica** es una enfermedad inflamatoria de las vías respiratorias que guarda algunos parecidos con el asma. Se trata de una inflamación persistente (a diferencia del asma que es cambiante y reversible) de la capa mucosa que tapiza el interior de los bronquios. Origina, al igual que el asma, una reducción de su calibre interior debido sobre todo a la producción continuada de moco y al edema o aumento de grosor de toda la mencionada capa mucosa. Esta inflamación crónica de las vías aéreas se produce inicialmente como consecuencia de la agresión con-

**El enfisema destruye progresivamente los alveolos**

tinua de diversos factores y llegado un determinado estado se perpetúa aunque cesen los factores desencadenantes.

**El enfisema** es una enfermedad inflamatoria del pulmón que se caracteriza por la destrucción progresiva de los alveolos y la formación de cavidades aéreas.

**La EPOC** Estas dos enfermedades, aunque aparentemente diferentes, suelen coincidir en el mismo paciente en lo que conocemos como EPOC o Enfermedad Pulmonar Obstructiva Crónica. Es lógico que coincidan puesto que tienen origen común, normalmente el hábito de fumar, y también un final común que es la disnea, sensación de falta de aire y la insuficiencia respiratoria o la incapacidad del pulmón para cumplir con su función de intercambio de gases.

**El efisema y la bronquitis crónica suelen darse en personas fumadoras**

- **Causas.** El factor desencadenante más importante con diferencia es el humo del tabaco. En efecto, si no existiera el tabaco, más del 90% de los casos de bronquitis crónica y enfisema no existirían. El restante 10% de causas la comparten las enfermedades laborales con inhalación de polvo, partículas o humos, y las enfermedades residuales de los bronquios, anteriores pulmonías, tuberculosis o tosferina.

El humo del tabaco puede afectar:

- **A los bronquios y bronquiolos.** Como consecuencia hay síntomas de bronquitis crónica que se manifiestan con tos, expectoración abundante, frecuentes episodios agudos con fiebre y expectoración amarilla, verdosa u oscura.

• **A los alveolos.** Como consecuencia hay fundamentalmente disnea progresiva frente a esfuerzos cada vez menores, con poca tos y escasa expectoración, síntomas claros de enfisema.

• **Diagnóstico.** Es imprescindible la realización de pruebas funcionales respiratorias. Estas pruebas miden la capacidad del paciente para expulsar aire. Se realiza con aparatos llamados espirómetros, los cuales poseen una boquilla que debe colocarse en la boca cubriéndola con los labios. Después de realizar una inspiración profunda

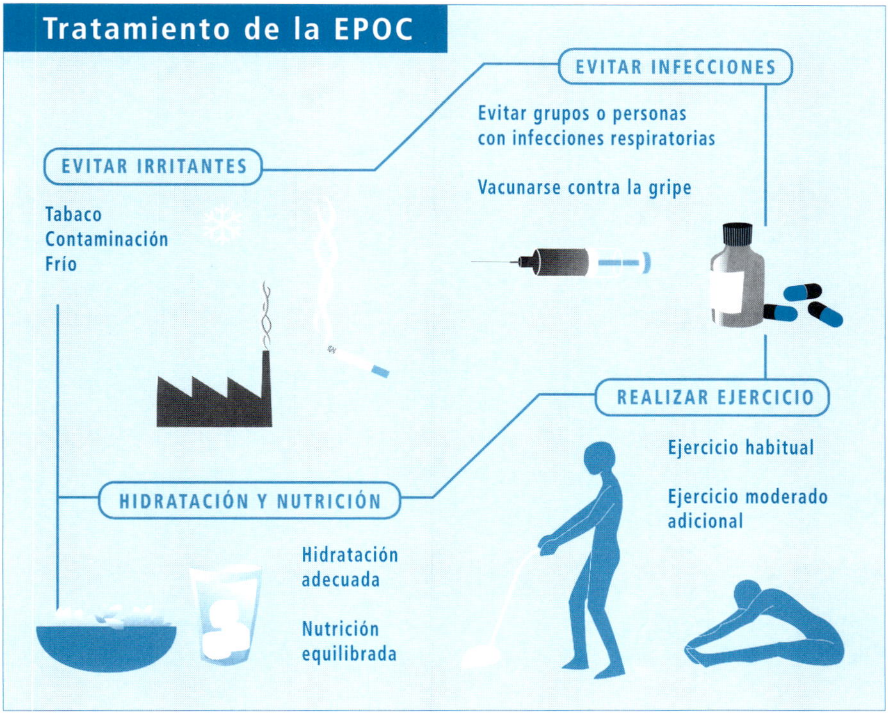

se solicita al paciente que expulse todo el aire lo más rápidamente posible y hasta el final de su capacidad pulmonar. El espirómetro dibuja una curva que aporta al médico datos importantísimos sobre la capacidad y el grado funcional del pulmón, así como el estado de apertura o cierre de la luz bronquial.

• **Tratamiento.** Va dirigido fundamentalmente a evitar el hábito tabáquico, que es la única medida que se ha mostrado útil para alargar la esperanza de vida de estos enfermos. Hay que tener en cuenta que si el paciente no deja de fumar, todas las demás medidas que podamos aplicar van a ser insuficientes para mejorar su calidad de vida. Además, la supresión del tabaco debe ser completa, ya que sólo dos o tres cigarrillos diarios son suficientes para mantener activa la inflamación bronquial, y por lo tanto el deterioro progresivo e inexorable de la función pulmonar hacia la insuficiencia respiratoria.

## TUBERCULOSIS

**La tuberculosis no está erradicada en nuestro país**

Mucha gente puede pensar que la tuberculosis está prácticamente erradicada. Nada más lejos de la realidad, ya que en nuestro país aparecen más de 15.000 nuevos pacientes de tuberculosis cada año.

La tuberculosis es una enfermedad que ha estado siempre rodeada de un cierto sentimiento de pudor. Se procuraba mantener en secreto y por lo general existía un cierto rechazo hacia los enfermos que la padecían. Esta conducta absolutamente injustificada aún se mantiene en cierta manera en nuestros días, sin ninguna razón de ser ya que

la tuberculosis es una enfermedad infecciosa como cualquier otra, poco contagiosa y para la que existe un tratamiento extraordinariamente eficaz.
La tuberculosis está originada por una bacteria de crecimiento lento. Este factor y las características de su pared celular hacen que no sea susceptible a la acción de los antibióticos convencionales.

**El contagio** Es de persona a persona, por medio de las gotitas de saliva que al toser y al hablar quedan suspendidas en el aire. En el caso del tuberculoso, estas gotitas expulsadas contienen bacilos que pueden ser inhalados por otra persona. Los individuos susceptibles van a sufrir la infección. En un primer momento las bacterias inhaladas llegan hasta los alveolos pulmonares. Allí pue-

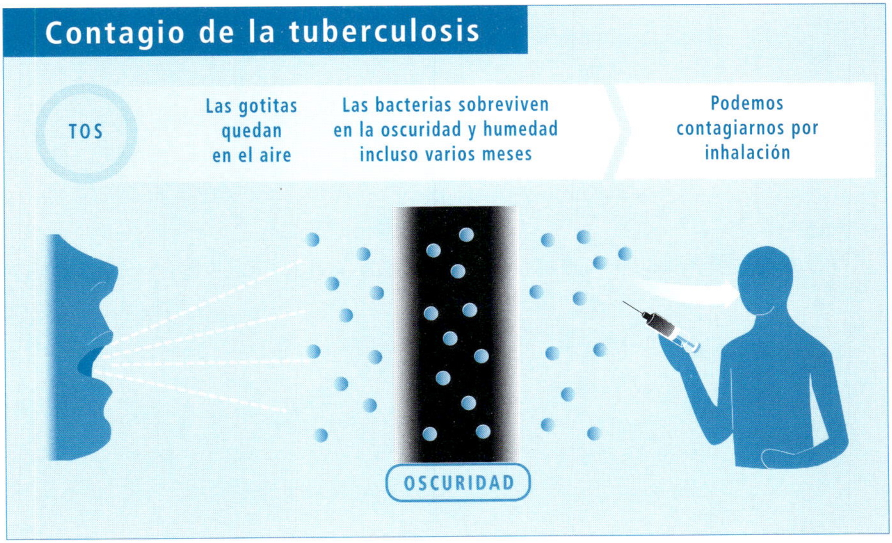

den quedar alojadas durante meses e incluso años, en un estado controlado por las defensas naturales del individuo.

La enfermedad aparece cuando la persona infectada deja de tener controlada la infección tuberculosa, a causa, por ejemplo, de una enfermedad debilitante (diabetes, cáncer, cirrosis hepática, Sida) y los bacilos comienzan a multiplicarse de forma lenta pero constante. Aparecen entonces los síntomas de la enfermedad.

**Síntomas** Fiebre no muy alta, pérdida del apetito, pérdida de peso, fatiga, y más adelante los síntomas propios de una enfermedad pulmonar como la tos, muchas veces acompañada de expectoración, que incluso en alguna ocasión puede ser sanguinolenta.

**Diagnóstico** Es preciso demostrar de entrada que ha existido infección. En un primer momento el médico realizará la prueba de la tuberculina. Posteriormente procederá a comprobar si existe enfermedad mediante la radiografía de tórax y la búsqueda del bacilo en el esputo.

**La tuberculosis es una enfermedad contagiosa**

**Tratamiento** Debe realizarse al menos con tres medicamentos diferentes durante dos meses y después continuar con dos de ellos al menos durante cuatro meses más. El proceso, en su totalidad, no puede durar menos de seis meses. Realizado este tratamiento por un especialista cuidadoso es extremadamente eficaz y se consigue la curación de prácticamente todos los enfermos.

**Precauciones** Cuando se detecta a un enfermo de tuberculosis, se deben tomar una serie de medidas.

- **Aislamiento del enfermo,** que puede llevarse a cabo en su propio domicilio hasta que cumpla las tres primeras semanas de tratamiento. A las tres semanas de haber iniciado un tratamiento correcto, el paciente deja de ser contagioso y puede iniciar una vida normal.
- **Controlar a sus familiares** y a sus allegados. Este punto, de gran trascendencia social, se debe de realizar siempre, ya que antes de que el paciente haya conocido la existencia de su enfermedad puede haber estado contagiando a otros. También cabe la posibilidad de que una persona de su entorno sea un enfermo, detectado o no, que le haya contagiado, y siga contagiando a otros sin saberlo; con el estudio de sus allegados podremos diagnosticarlo y tratarlo, rompiendo así la cadena epidemiológica.

## CÁNCER DE PULMÓN

Hasta principios de nuestro siglo el cáncer de pulmón era una enfermedad poco frecuente y casi desconocida. En la actualidad ocupa el primer lugar entre todos los tumores que afectan al hombre, y su frecuencia va también aumentando de modo alarmante en la mujer.

**El tabaquismo es la causa principal del cáncer de pulmón**

En los países de alto nivel económico, en los que la mujer se inició en el hábito de fumar después de la segunda guerra mundial, hace ya 50 años, el cáncer de pulmón ha superado en prevalencia al de mama, que era el más frecuente.

Es preocupante constatar que la cifra de mortalidad

anual por cáncer de pulmón sigue aumentando en nuestro país.

**Causas** El tabaco es el principal responsable del cáncer de pulmón y paradójicamente es, en teoría, el que se puede prevenir con más facilidad. Si toda la población dejase de fumar, dentro de diez años el 90% de los tumores malignos de pulmón que cada año se diagnostican no se presentarían.

En efecto, sólo el 10% de los tumores pulmonares tienen una causa diferente del tabaco. Diversos estudios han demostrado que los hombres que fuman más de 25 cigarrillos al día tienen 20 veces más riesgo de padecer un cáncer de pulmón que los no fumadores. Hoy en día ya no se puede poner en duda que la eclosión del cáncer de pulmón y su frecuencia en aumento se hallan directamente relacionados con el tabaco, y su probabilidad de aparición está directamente relacionada con el número de cigarillos que se fuman.

• En cuanto a la **polución atmosférica** no se ha podido confirmar su relación clara con la aparición del cáncer de pulmón. Parece pues que su influencia es mínima. Por otra parte, la concentración de substancias que pueden producir cáncer en la polución atmosférica es muchísimo menor que la concentración de las mismas en el humo del cigarrillo.

**Al no tener unos síntomas claros, es difícil detectar el cáncer de pulmón**

**Síntomas** El cáncer de pulmón se manifiesta en casi todos los casos con tos, por lo que es a veces difícil de detectar en una persona que presenta ya una bronquitis

crónica debida al tabaco. Ocasionalmente se presenta con hemoptisis; más raramente provoca dolor en el tórax, fiebre poco elevada, ligera disnea y en ocasiones puede detectarse debido a que al obstruir todo un bronquio, provoca un episodio de neumonía en la zona obstruida.
No existen por tanto unos síntomas claros de cáncer de pulmón, y en muchas ocasiones el enfermo acude al médico cuando la enfermedad ya está avanzada. Esto provoca que el pronóstico en el momento en que se diagnostica sea muy sombrío y el índice de curaciones de este cáncer sea bajo.

## EMBOLIA PULMONAR

El tromboembolismo pulmonar, llamado también simplemente embolia pulmonar, es una enfermedad que afecta al pulmón pero que se origina en otras partes del organismo.

**Causas** El problema deriva de la formación de un coágulo de sangre en el interior de una vena, generalmente de las piernas. El sistema venoso transporta el coágulo hasta el corazón, desde donde llega al pulmón a través de las arterias pulmonares, en una de las cuales queda detenido, finalmente. En ese momento el flujo de sangre se detiene y toda la zona de pulmón correspondiente queda sin circulación sanguínea. Evidentemente la zona que queda sin aporte de sangre no va a ser útil para intercambiar los gases con el aire exterior, y el pulmón perderá en un grado variable de su capacidad.

**La embolia deja sin sangre una zona del pulmón**

**Predisposición** Las venas de las piernas pueden acumular una gran cantidad de sangre y en situaciones especiales la sangre puede coagularse, tal como ocasionalmente ocurre cuando existe alguna de las circunstancias siguientes, teniendo en cuenta que el riesgo se puede acentuar en el caso de personas de mayor edad:

- el encamamiento prolongado
- las intervenciones quirúrgicas abdominales, de las articulaciones de las caderas o de las rodillas y los partos complicados

## La embolia pulmonar

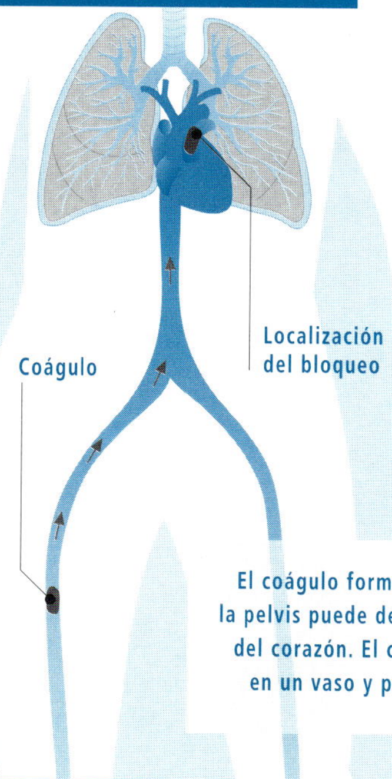


**FACTORES PREDISPONENTES**

Reposo en cama prolongado

Postura sentada prolongada

Fallo cardíaco

Varices, flebitis

Contraceptivos orales

Fracturas

Postoperatorios o pospartos

El coágulo formado en las venas profundas de la pierna o la pelvis puede desprenderse y viajar a los pulmones a través del corazón. El coágulo puede bloquear el flujo sanguíneo en un vaso y privar a los tejidos pulmonares de sangre

- la insuficiencia cardíaca
- la obesidad
- Presencia de varices importantes.
- Uso de anticonceptivos orales en especial en las mujeres fumadoras.

**Los síntomas fundamentales** son disnea de aparición brusca, dolor y hemoptisis. El tratamiento se realiza siempre en el hospital y debe contar con medidas encaminadas a intentar disolver el émbolo y a evitar la formación y el desprendimiento de nuevos trombos.

**Las medidas preventivas** deben aplicarse sobre todo a personas que presenten factores de predisposición hacia la embolia.
En estos casos y durante el tiempo que duren estos factores de riesgo, además de seguir el tratamiento específico que prescriba el médico, es importante ejercer masaje frecuente de las pantorrillas, mover las piernas y andar cuanto sea posible.

## EL TRASPLANTE PULMONAR

Desde que en 1981 se realizó el primer trasplante cardiopulmonar, la cifra de trasplantes pulmonares efectuados en el mundo supera ya los 3.000. En España desde el 1 de agosto de 1990, fecha en que se realizó el primero con éxito, están en funcionamiento ya cuatro equipos médicos dedicados a esta técnica.

**Pueden hacerse trasplantes de pulmón**

Hoy en día uno de los obstáculos más importantes para el

trasplante es la escasez de donantes, por ello los equipos trasplantadores han optado por el trasplante unipulmonar, que permite beneficiar a dos receptores por cada donante. El bipulmonar se reserva para aquellos pacientes en los que ambos pulmones están infectados.

En la mayoría de los casos tras el trasplante pulmonar el paciente puede llevar una vida activa aunque debe seguir unos controles médicos minuciosos y ser muy estricto en la utilización de la medicación.

### Preguntas al Doctor

**Mi hijo ha tenido ya cuatro ataques de asma que nos han obligado a llevarle a urgencias.**
**¿Podemos dejarle ir de colonias con unos compañeros de escuela?**

Si la causa del asma de su hijo es el polvo, el polen o los ácaros, sólo su médico podrá darle a usted una respuesta adecuada. Recuerde que las casas de colonias suelen tener más polvo y ácaros que su hogar. En cualquier caso, su hijo debe tomar precauciones y llevar siempre consigo el inhalador broncodilatador.

**Mi abuelo paterno tiene una bronquitis crónica y tose mucho; mi padre también. ¿Cree usted que heredaré esta enfermedad?**

La enfermedad pulmonar crónica obstructiva se produce por la infección repetida de las vías respiratorias o por la inhalación crónica de humo, polvo o tabaco. Si usted no fuma, si su ambiente de trabajo está libre de contaminantes ambientales y si trata usted adecuadamente las infecciones pulmonares o las bronquitis agudas, puede evitar la enfermedad pulmonar crónica pues no es necesariamente hereditaria.

**A los 20 años padecí un derrame pleural y estuve 15 días ingresada en el hospital. Ahora, a los 30 años, al hacerme una radiografía de tórax me han visto una imagen extraña en el pulmón. ¿Puede tener alguna relación?**

Las pleuritis secas o con derrame pueden dejar cicatrices lineales visibles en una radiografía de tórax pero no tienen ningún significado patológico.

**Tengo una amiga de 40 años que nunca ha fumado pero a la que se le ha declarado un cáncer de pulmón ¿Vale la pena sacrificarse y no fumar?**

En algunos casos, el cáncer de pulmón se puede presentar sin tener relación directa con el tabaco pero existen cada vez más evidencias de que esta relación existe en más del 70% de los casos. Absténgase de fumar e intente llevar una vida sana, con una buena alimentación y realice ejercicio 3 o 4 veces por semana.